発達障害の子どもの明日を拓く

発達援助法の提言と実践

小関康之
日米発達障害研究院院長

海鳥社

はじめに

日本で自閉症が広く知られるようになってから、半世紀ほどが経ちます。しかし、今日においても自閉症などの発達障害に関する治療法は存在しないとされています。

私は一九七一年に一人の自閉症の子どもと出会ってから現在まで、発達小児科学の立場から発達上に障害を有する子どもへの発達援助法の開発研究に取り組んできました。本書は、子どものことで課題をおもちの方に、長年にわたる研究のなかからぜひ伝えたいことをまとめたものです。

私がこれまでかかわってきた発達障害を有する子どもの大多数は、幼児期の、年齢層が四歳すぎの子どもたちによって占められていました。子どもの正常な発達の基盤はほぼ二歳ごろまでにできあがるので、そのころになると、発達の異常に気づきます。実際に、私のところに相談にみえた親の八〇％以上が、二歳ごろまでに我が子のことばの発達の遅れなどの発達異常に気づき、医療機関を訪れているのですが、「まだ年齢が低いので、少し様子を見ましょう」、「男の子はことばが遅いものです、三歳になったら見ましょう」などといわれています。

親が子どもの発達異常に気づくのは、ほとんどが「ことばが出ない、または遅い」「上に目をそらす」「目が合わない」などの状態からです。乳児期後半（生後六か月以降）にはこのような状態が見られ、年々目立つようになります。けれど親が期待していることばの発達は見られず、それどころか、次第に子どもとの接触——主としている手による接触——がむずかしくなっていきます。

そして誰の目からも発達に異常が見られるようになった子どもを再び専門機関に連れていくと、そこで「自閉症」「自閉的傾向」「ことばの遅れ（発達の遅れ）」「知的発達の遅れ」などの診断が下されます。専門機関において診断がなされるのは、平均的には三歳半ごろからです。

専門機関は診断はしても治療法をもたないので、診断後は、障害児通園施設や障害児療育センターなどに紹介するくらいしかできないのが現状です。

親の主訴の大半は「子どものことばの発達の問題」ですから、障害児の通園施設以外に、小学校などに附設されている「ことばの教室」に通うケースが多いのですが、ここでは絵カードやビデオなどを用いてことばを憶えさせる試みがなされています。

ことばの教室や、ことばのクリニックに通っていた子どもたちが、私どもの発達クリニックにも少なからず参加しています。彼らは、複数の医療機関を巡り、通園施設からことばの教室へと通い、そして発達クリニックにたどり着いた子どもたちです。

親が我が子の発達異常に気づいてから私のもとに来るまでに、二年ほどの歳月が流れていますが、やはりここでも親たちの主訴は、「ことばの発達の遅れ」なのです。ことばの教室で効果的にことばを憶えるようになったのであるならば、発達クリニックに来診しなくとも、主訴の解決はできたはずなのです。それなのに私どもの発達クリニックにみえるのはなぜでしょうか。

私は四十年前から発達援助法の開発研究をしてきました。今日においてもそうですが、発達障害の改善・治療はきわめてむずかしく、発達の正常化はありえないとされています。発達障害の病因についても曖昧で、病因には多様な因子が含まれているということで専門的な追求はほとんどされず、そのような状態は今日においてもそう変わりません。

これまで私どもが関わってきた発達障害を有する子どもたちの共通的基本障害は、主に中枢神経系を中心とした障害です。

子どもの成長・発達は中枢神経系の成熟と密接にかかわっています。中枢神経系は、主に大脳、脳幹、小脳の脳組織と脊髄が相互に連携してはたらくことによって成り立っており、いずれの部位になんらかの不都合が生じれば、そのはたらきに障害や不全が起こることになります。子ども個人によって症状は多様ですが、発達障害が中枢神経系の機能不全であるならば、この機能不全状態を検討し、中枢神経系のはたらきの改善・機能化をいかにはかるかということが課題となるのです。

私どもの発達援助法についての基本的な考え方は、自閉症や発達障害を治すというよりは、子どもの発達を阻害している自閉症状、発達障害を改善し、それに伴って個々の子どもの本来的な成長・発達の促進をはかり、さらには子どもの社会的機能化を目指すことです。

継続的にクリニックに参加してきた子どもは、例外がないといってよいほど障害を克服し、その子どもなりの発達の軌道を歩んでいます。

出産時の医療ミスによる出血性脳梗塞で右半身マヒ状態になり、「この子は一生寝たきりでしょう」といわれた子どもがいます。実際に三歳七か月まで寝たきりでしたが、四歳半のときにクリニックを来診、発達援助プログラムを行ううちに右手のマヒも相当改善され、歩くことも走ることもできるようになりました。

また四歳のときに医療機関で「生涯治ることがない重度自閉症」と診断された九歳の女の子は、現在、普通学級に通っています。学力も良好で、学校生活への適応もスムーズだとのことです。

子どもは発達していく可能性を秘めています。たとえ障害があっても、生命が拓かれていく可能性は十二分にあり、どんなに重い障害があっても、発達への道は拓かれるべきである、と私は考えています。

本書をまとめるにあたっては、臨床研究員の、木村匡登先生、松﨑優先生、安田健一先生に多大なるご協力をいただきました。また、出版に際しては、海鳥社の杉本雅子氏にひとかたならぬお世話になりました。この場を借りてお礼を申し上げます。

小関康之

発達障害の子どもの明日を拓く◉目次

V　発達援助クリニックの実践から……153

I

発達障害の子どもとの出会いから

自閉症の子どもとの初めての出会い

私が発達障害を有する子どもと初めて出会ったのは一九七一年の七月でした。その男児は通園している保育園の保育士と母親に連れられて、私が勤務する大学の研究室にやってきました。

保育士と母親の説明によると、彼は、目についたであろうむずかしい漢字を瞬時に読み取って突然口走ったり、特定の物をじっと見ているかと思うと急に走り出したりして、対応の仕方が分からないとのことです。私自身も自閉症の子どもに出会ったのは初めてだったので、どこで診断を受けたかなどについては聞くことも思いつきませんでした。私が臨床研究の一環として行っている子どもの発達クリニック（健常児の健全育成を目的としている）に入れてほしいというのが、私のところにきた理由でした。

当時、私自身は自閉症についての知識はほとんどなかったのですが、自閉症であろうが子どもであることには変わりないと思い、発達クリニックに受け入れることにしました。発達クリニックには幼児期（四歳以降）の健常児が四十～五十人参加していましたが、彼も、ほかの子どもたちと同じように受け入れました。

そうして迎えた五泊六日の発達クリニックの当日、会場に入るやいなや、その子は一階と二階をつなぐ階段を走りはじめたのです。当時の私は自閉症の子どもは元気があるんだなあと感じる程度でしたが、彼は手を握られていないときは、とにかく動き回っていました。

そこで私は、事故防止のために彼に男子学生を専任につけ、寝るのも入浴も一緒、決して強く叱らない、何事も彼の両手をしっかりもってかかわることを教え、二十四時間世話をするように頼みました。

あるとき、担当学生が彼と一緒に近くの神社まで散歩に行ったところ、鳥居に書かれている漢字を彼が口走っていることに気づきました。それも鳥居を通過するときに口走るので、数回にわたって鳥居をくぐり直させてみたところ、正確に漢字を口にしていることが分かったのです。

しかし、発達クリニックの日程が進行するにしたがって、男児の多動は次第に治まり、散歩時に漢字を口走る回数が減っていきました。四日目に入ると、男児は担当学生になついたのか、学生のひざに座り、学生の手を自ら握って歩くなど、形だけかもしれないのですが、学生との関係が少しずつとれるようになっているのが見えてきました。そしてクリニック最終日には、笑顔を見せるほどになり、迎えに来た母親の手を握って帰宅していったのです。

それから一か月ほどして研究室に一本の電話が入りました。それは九州大学病院小児科からで、内容は、夏休み中に自分の自閉症クリニックの子どもが大変お世話になったというお礼の電話でした。私は発達クリニックに参加した子どもが九州大学小児科の自閉症クリニックに通院している患児であることを、この電話で初めて知ったのでした。

電話をかけてきた医師は、自閉症クリニックに通院している子どもたちが夏休み中どのようにすごしたかについて保護者から語ってもらったなかで、私の発達クリニックに参加した子どもが、以前に比べて親子関係がとれるようになったという報告があり、それを聞いたほかの親たちから発達クリニックに参加したいという強い希望が出されたので、その可能性を打診してきたのです。

何人くらいの方が参加を希望されているのかを尋ねたところ、「二十四名の子どもとその親たちです」と言われました。私も初めて自閉症の子ども二十四名を引き受けることになるので、少し時間をいただきたい旨を伝え、そのうえで返事を差し上げることとしました。

しばらくして、次の発達クリニックの開催は次年度の夏季ですが、それでも参加されますかという返事を差し上げたところ、二十四名全員が参加を希望しました。私もそれまでに自閉症についての勉強をして対応を考え、次年度夏季には、発達クリニックとは別に自閉症専門の発達援助クリニックを開催することを決心しました。

こうして、一九七二年八月に障害を有する子ども専門の発達援助クリニックを開設し、今日に至っています。

発達援助クリニックに親子で参加した二十四名の自閉症の子どもたちの示す行動状態は、これまでの私の人生において初めて見聞きすることばかりでした。健常児の健全育成を目的としたクリニックに参加してきた子ども（幼児、小学生）に比べて、考えられないような行動には大きなショックを受けました。

全員が人との関係がほとんどとれないばかりか、彼らは人間には全く興味も関心も示さないのです。話しことばによるコミュニケーションは全くとれず、発語のある子どもは、こちらからの問いかけにはオウム返しで、言われた言葉をそのまま返すという状態でした。多動というかよく動き回る、部屋を飛び出す、窓枠に登る、床に寝転ぶ、食事は手づかみ、白米しか食べない、就寝させても数時間で目覚め突っ立っている……。

私はそれまでの臨床経験から、これらの子どもとの接触は手以外にはないと考えていたので、手と手による接触が可能となることを願って、徹底して実践しました。

ママといってほしい

発達援助クリニック（以下、クリニックといいます）では子どもを就寝させたあと、親たちと車座になって懇談をすることにしています。私は一挙に二十四名の自閉症の子どもたちを受け入れることになったものの、自閉症の理解どころか自閉症についてはほとんど無知同然で、外国文献を少し読んだにすぎませんでした。そこで最初の懇談会を催すに当たって、親である皆さんからいろいろと学びたいので教えて欲しい、とお願いしました。ところが誰もがうつむいた状態のままでした。

これまでの皆さんの子どもに対する思いや経験でもいいから教えてほしい、と再びお願いしたところ、一人の母親が口を開きました。

「ママといってほしい」

参加したのは三～五歳の幼児期の子どもたちでしたが、三歳をすぎても母親に向かって「ママ」といえない子どもたちばかりでした。

一般に子どもは生後十二～十三か月ごろから始語と呼ばれる「ママ」「マンマ（食事）」「ブー（水）」などの単語を盛んに出します。しかし、言語による表現能力がほぼ出来上がる三歳になっても、クリニックに参加した子どものほとんどに、始語である「ママ」という表現が見られません。子どもをもった母親にとってこんな悲しいことはないでしょう。

「我が子の将来に希望を見出せない。我が子は一体どうなるんだろう」という不安、心配は寝ても覚めても消えない。夜中にふと目を覚ませば、子どものことを考える。考えてもどうにもならないことは分かっているのだけど考えてしまう。そうこうするうちに、寝つけなくなり目が冴えてきてしまう。するといつの間にか涙が出てきてとまらなくなる。母親として子どもに何もしてあげられないむなしさをひしひしと感じる。そばで寝ている夫が妻の状態に気づき、「くよくよするな、男の子は昔から言葉は遅いというではないか」という。しかし現実には、幼児期になっても我が子は、うんともすんとも言わず、顔の表情も硬く、笑顔を見せることもなく、テレビの気象番組には目を凝らして注視している。どうして自分の子どもがこんな状態になったのか理解できない。さらに子どもとどのように生きていけばいいのかについて誰も教えてくれない……。

このような心の行き詰まり状態を、あふれ出る涙をぬぐおうともせず淡々と語られたのでした。話に耳を傾けているほかの母親の様子を見ると、全員がハンカチを手にして泣いているのです。まさに一言語っては涙し、二言語っては涙が加わるという状態でした。

自分が母親であるという自覚があっても、母子関係が成り立たないのです。私は発達障害（ここでは自閉症）の子どもをもった母親の苦悩、悲しみが、こんなに深いものであることを改めて知りました。

ほかの母親たちにも「今一番願っていることは何ですか」と尋ねると、異口同音「ママと言って欲しい」という返事でした。これが母親としての最大の願いでした。

一九七二年当時、自閉症の子どもを積極的に受け入れている医療機関や専門機関はほとんどなく、九州大学小児科ぐらいでした。一方、自閉症児は全国にいて、それに伴って自閉症に対する関心が全国的に高まりを見せ、自閉症に関する研究ブームが広がったほどです。新聞社の福祉事業団では自閉症児の療育キャンプを開設していました。

私自身は五泊六日のクリニックをとおして、自閉症の子どもをもつ親の苦悩・悲しみを知ると同時に、自閉症の子どもが示す発達上の課題について多少なりとも学ぶことができたので、この子どもたちが発達していくにはどうしたらいいかについて、何としてでも取り組まなければならないと考えました。

まずは対人接触障害の改善から

私のもとにやってきた二十四名の自閉症の子どもは、〝対人接触障害〟を有していました。自閉症は英語で〝Autism〟（オウティズム）と表現しますが、原語はギリシャ語で「独りで動く」という意味をもっており、自動車〝Auto〟（オウト）とほぼ原語的には同じ意味です。日本語では自閉なので「自分に閉じこもる」のが自閉症ではないか思われがちですが、閉じこもるのではなく、むしろ人との接触を伴わないで自動的に動き回るという意味なのです。

実際にこれまで私のところに来た自閉症の子どもは、親が腕のなかに抱えこんでも、手、足、身体を動かし、一時もじっとしていないほどです。自閉症の子どもをもつ母親たちは、接触することがむずかしく、目も合わさないうえに言葉も発しない、そしてじっとすることなく動き回っている子どもを抱えて、心労を重ねていきます。

私は、まず人との関係（接触関係）がとれるようにすることが必要なのではないかと考えました。そこで二十四名の子どもを親から離し、寝食を完全に別にしました。そして、子どもたちを六グループに分け、スタッフ（学生）六名で四名の子どもを見ることにし、昼間の行動だけでなく、寝食、入浴もすべてともにしたのです。

そこでまず試みたことは、子どもと学生との接触関係をつくることでした。

それぞれのグループに割り当てられた部屋で、四名の子どもをスタッフ六名が円形に取り囲み、歌いながら担当の子どもの両手を軽く握り、踊りながら握った子どもの手に軽くやさしくリズムをかけることを試みました。しかし、手に触れようにも子どもは手を出してきません。それどころか円から飛び出し、部屋の出口に走っていきます。スタッフが追いかけ、再び円のなかに子どもを入れ、手と手の接触を試みます。スタッフは全身汗まみれで積極的にプログラムに取り組んでくれました。接触を試みるプログラムは午前二時間半、午後三時間、休みなしで、二日間ぶっとおしで行いました。すると、三日目の朝の接触プログラムから、担当スタッフの手を握って離さなくなった子どもが出てきました。

子どもがスタッフの両手を握るようになったときは、すぐさま子どもを引き寄せて、しっかり抱いてあげるようにと助言をしておいたので、スタッフたちは私の助言を次々に実行しました。抱いた後は、スタッフの両足の間に子どもを対面的に座らせ、子どもの両手をもち、子どもの手の親指と人差し指の間にスタッフの親指を差し込み、ほかの四本の指で手の甲を押さえ、軽くリズムをかけて上下に微妙に振る努力をするように指導しました。

四日目に入ると、この接触プログラムに対して二十四名の子ども全員が応じるようになったのです。スタッフは私の必修科目の授業の一環で来ているにもかかわらず、子どもとの接触に成功した喜びは大きく、「○○ちゃんが私になついてくれた」と言って、嬉し涙を見せるほどでした。

接触プログラムが成功したことによって元気づいたのはスタッフたちでした。スタッフが元気一杯となったことによって、子どもたちとの接触の仕方も向上し、子どもたちが笑顔を示すようになり、笑い声をたてる子どもが続出しました。

宿泊しているホテルは標高六五〇メートルの高原にあり、ホテルのすぐ横には真夏でも冷たい水が流れている川があって、夜になると涼しい風が部屋に入ってきます。母親たちの宿泊室の一部は学生スタッフの部屋の真上にあり、四人一室で夜をすごしていた母親たちに、真下の二階ですごしている学生スタッフの話し声が筒抜けの状態でした。

クリニック最終日の夜のことです。学生の一人が「子どもたちとは明日でお別れ！　○○ちゃんがなついてくれたのでかわいくてたまらない。できることなら連れて帰りたい」と語っている涙声が二階に聞こえてきたそうです。母親たちは、スタッフが我が子に懸命になってかかわってくれていることを知り、涙しながらクリニックに来てよかったと喜び合ったとのことでした。

そして五日目、いよいよ別れのときがやってきました。

百一十畳の大広間の出入口側で母親たちが待ち、子どもは大広間の奥側でスタッフの膝に座り、親と子どもの間はシーツで遮断して互いに見えないないようにしました。いよいよ親子の対面ということでシーツを降ろしたところ、ほとんどの子どもたちが親のもとに行こうともせず、親が近づいて抱こうとしても、これまでことばを発したことがない子どもまでスタッフにしがみつき、親を拒否したのです。無理やり親が抱こうと試みたところ「お姉ちゃん好き」と言って学生スタッフにしがみついて離れようとせず、母親が泣きくずれる場面もありました。

このような別れの場面、親子対面の場面は私の頭のなかになかったので、どうしたら親子が交流できるかについて考えさせられました。

学生スタッフから親に子どもを渡そうとしてもパニック様になるケースも出てきたので、そうした場合は、母親とスタッフと子どもを同室にしてもう一泊し、スタッフが経験した子どもとの接触の仕方をじっくりと母親に伝えるようにしました。翌日の午前中までスタッフと母親との交流を続け、母親も懸命に子どもとの接触を試みます。その結果、子どもも次第に母親を受け入れ、手を握り合いながら帰途につくことができるようになっていったのです。

発達障害の治療法を求めて

発達障害を有する乳幼児を発達の軌道に乗せるための援助法の基本には、皮膚接触が欠かせません。相互的皮膚接触が可能となったら、母子関係、対人関係も成立しやすくなるからです。

私は、母子関係も含め対人相互交流が可能になったら、次はどのような援助が必要なのかを模索せざるをえませんでした。その一環として米国カリフォルニア大学（ＵＣＬＡ）精神神経学研究所臨床研究センターとの研究提携にこぎつけたのです。私自身も本研究所客員教授として招聘《しょうへい》を受け、自閉症治療法の研究に本格的に取り組むことになりました。

私は本センターにかかわる以前には、自閉症などの発達障害に関する治療は米国ではある程度確立しているのではないか、と考えていました。ところが、本研究センターに着任した途端に、研究所長から「自閉症の治療法は現在でも米国においても存在しません。これからの大きな課題です。ぜひ治療法の開発研究に協力してほしい」と言われ、共同研究者としてオーニッツ教授（E. Ornits)、タンゲー教授（P. Tanguay）の二氏を紹介されました。オーニッツ教授は自閉症の原因は〝脳障害〟であると世界で初めて明らかにしたことで、またタンゲー教授はフランスにおける障害児（者）の援助システムを構築した人として知られていました。

人間の正常な発達は、感情の表出から始まり、感情の発達が喜怒哀楽、つまり喜び、怒り、悲しみ、楽しみなどの情緒の発達へと進み、情緒の発達が次第に精神の発達へと変容していきます。発達障害の諸症状のなかで際立つのは、人との相互的接触の障害ですが、人との相互的接触交流には必ず感情の表出が伴います。それにもかかわらず、乳児期の子どもの代表的な感情である〝泣くこと〟と〝笑顔〟が、発達障害と診断された子どもの乳児期・幼児期初期（一、二歳ごろ）にほとんど見られません。これは何を意味するのでしょうか。

オーニッツ教授は、自閉症の子どもは感情表出の障害が共通して存在すると指摘しており、

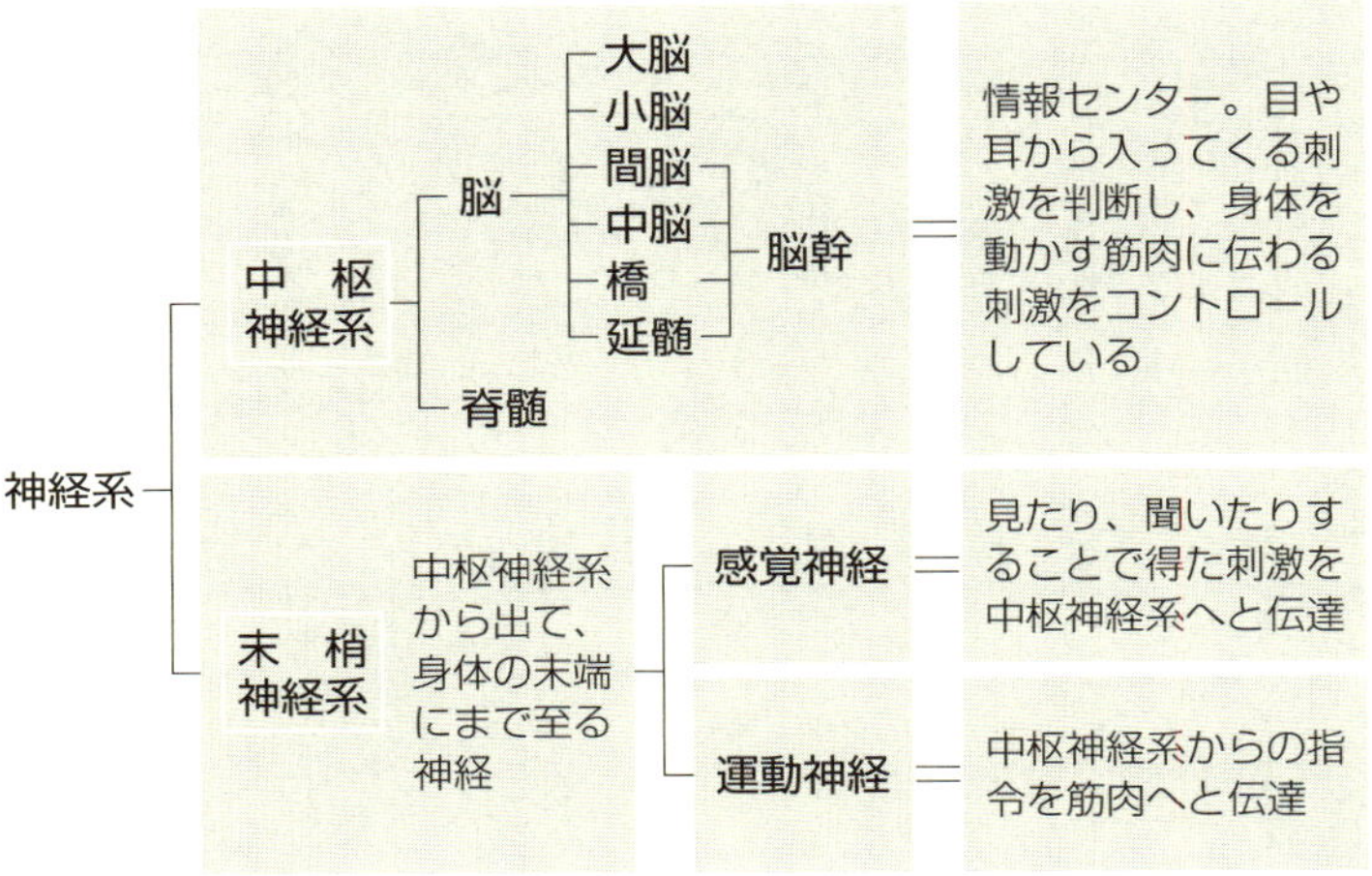

次のように説明しています。英語で感情をEmotionと表現しますが、Emotionの〝E〟は元々ギリシャ語で〝外へ〟を意味し、motionは動きを意味します。つまり、心の動き（はたらき）を外へ出すことを感情表現としたのです。それができない自閉症などの発達障害を有する子どもたちは、幼児期初期までに感情が育てられてこなかったのではないかと考えられます。

感情は、皮膚接触などの感覚刺激が、脳の一つの部位である脳幹－小脳に伝達され、生まれます。ですから、発達障害の治療・改善に役立つ感覚刺激（情報）を大脳－脳幹－小脳へと入力させ、期待されている発達情報を出力（表現）させることによって治療を可能にしようというオーニッツ教授の発達治療論は、画期的なものでした。しかし、この理論を実証しようと臨床研究を行ったのは、私の研究グループにとどまったのでした。

オーニッツ教授の理論の実証に向けて試行錯誤の臨床研究を積み重ねた結果、私は四泊五日で一日約五時間にわたる発達援助プログラムを開発しました。そして、子どもたちがそのプログラムをこなす姿勢や態度を見せるようにもなりました。

しかし、クリニックで子どもたちが見せる姿勢・態度は、単なる動作模倣にとどまっているのではないかということに気づきました。つまり、日常的あるいは集中的に行動させることによって、大脳のはたらきが動作模倣を生じさせ、それらを表現させているのではないかと考えたのです。なぜなら、プログラムに取り組んでいる子どもたちは感情・情緒的表現に乏しく、機械的にプログラムに取り組んでいるように見えて仕方がなかったからです。プログラムを達成しても達成感を表情で表すことはほとんどなく、子どもの両手をもって受容しない限り、笑顔はなかなか見られませんでした。

私は発達障害を有する子どもとは別に、臨床研究の一環として二十年以上、保育園の子どもに対してクリニックで用いるプログラムを事前に試みています。保育園児とのプログラム過程では、障害を有する子どもたちと同様な接し方をしていますが、プログラムを達成したときに、子どもの両手をしっかり握って賞賛し、次回へ向けて励ますと、年齢に関係なく、豊かな表情と喜びを全身で表します。

運動	粗大運動	腕や脚、胴体の動きを伴う運動。姿勢、バランス、移動などの系統発生的（遺伝的）運動	這う、寝返りをうつ、歩く、走るなど
	微細運動	腕と手を使った運動	眼球を動かす、咀嚼、手足を伸ばして物をつかむ、ボールを転がすなど

発達障害を有する子どものなかには、笑顔を示すようになるまで四年四か月を要したケースもあり、なぜ健常児と比べて自己表現が生じないのだろうかと考えてしまいました。

顔の表情の表出は微細運動表現であり、大脳のはたらきで生じるものではなく、小脳が刺激され、小脳において生まれた感情が脳幹に伝えられ、脳幹が小脳に指令を出し、小脳が脊髄の力を借りて、笑顔などの表情をつくり表現するのです。このように感情や情緒は、大脳と脳幹のはたらきだけでは表出できず、中枢神経系のはたらきが不可欠です。

中枢神経系は人間にとって不可欠な情報センターと言われています。大脳―脳幹―小脳―脊髄間の調整の結果、感情・情緒・ことばの表出も可能となるのです。人間は絶えず粗大運動と微細運動を適切に行いながら生きており、脳だけがはたらいて生きているのではありません。だからこそ、発達障害を改善するには中枢神経系のはたらきを活性化させることが必要だと考えられます。

前述のように、当初のクリニックは子どもと親（保護者）を分離して寝食も別々にしてきたのですが、親子を分離してクリニックを行うと、その期間中に親と子どもとの接点がなく、親子関係づくりにほとんど貢献できないばかりか、クリニック終了後、子どもが親の受け入れに応じないケースも出てきました。そこで私は、親と子どもの絆の形成・強化を考えた場合、クリニックでの生活・プログラムも親子が一緒に参加することが必要ではないかという結論に達しました。

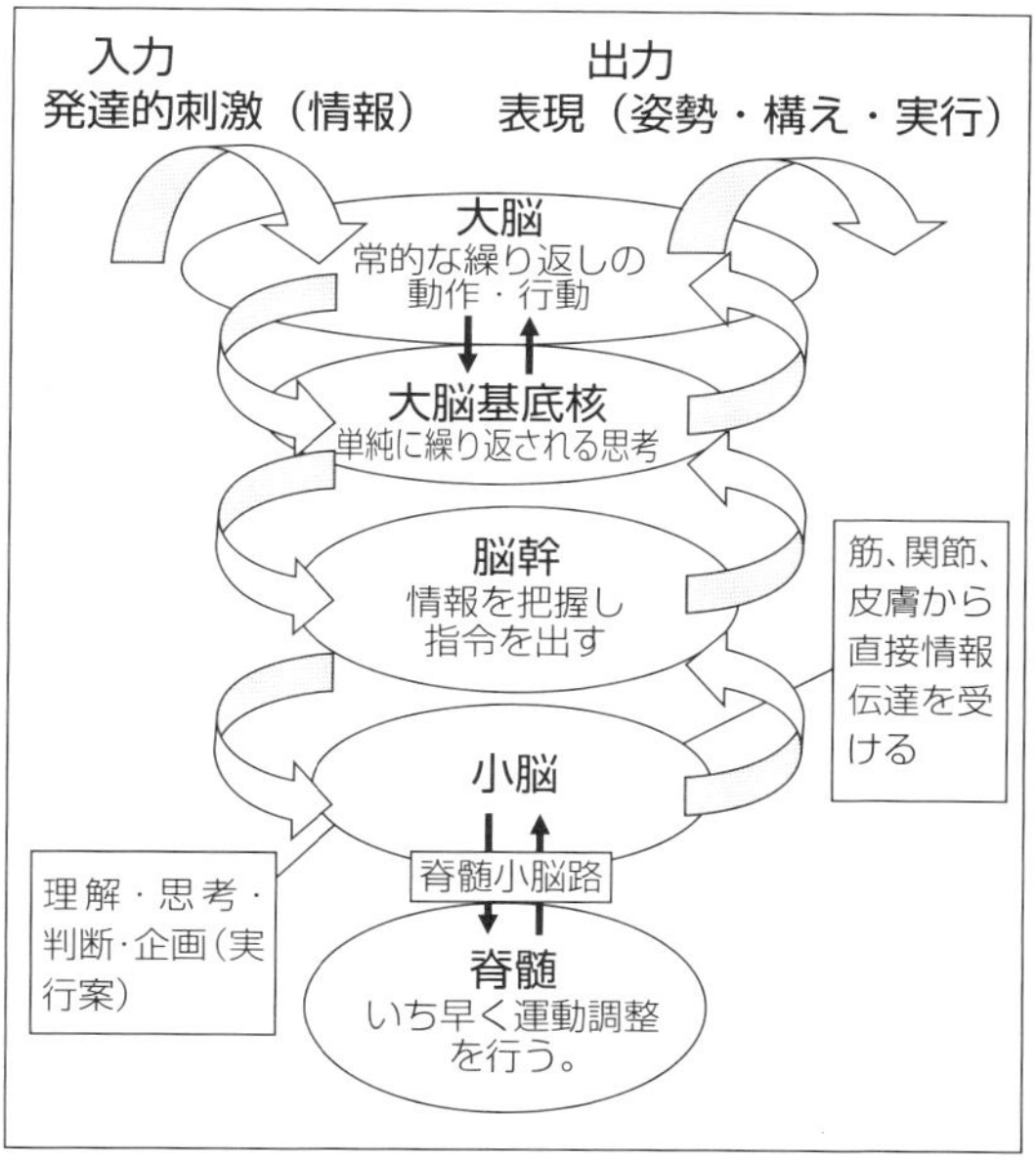

中枢神経系のはたらき

　親子、スタッフが一緒にクリニックに参加することによって、これまで以上に親による子どもの理解を深めると同時に、親子関係がいっそう強まれば子どもとの接し方も身につきやすいと考え、四年以上にわたって行ってきた親子分離型から、親子協同型に切り替えました。その結果、親子の接触交流が進むようになり、親自身が子どもとの接し方に自信を見せるケースも増えてきました。

私はこの協同的かかわり方を「一緒にしようプログラム」と名づけました。「一緒にしようプログラム」は、米国フロリダ州立大学病院小児科が自閉症の子どもへの発達援助方法の一つとして提唱したものです。

この「一緒にしようプログラム」は、スタッフも親も子どもとの接触関係づくりを試みながら行います。自閉症などの発達障害を有する子どもの共通的基本障害は人との相互的接触障害ですから、援助の目標は相互的接触関係の確立です。子どもとの接触交流が可能となり、発展すればするほど、親たちの子どもに対する最も大きな悩みである、ことばの発達やコミュニケーション能力の育成も大いに期待できるはずです。

実際に継続的にクリニックに参加している子どもたちは、最も身近な母親との接触交流ができるようになるにしたがって、人との交流（コミュニケーション）に欠かせない「ことばの発達」が見られるようになってきます。「一緒にしようプログラム」は、親子の交流の過程であり、また他人であるスタッフと子ども、さらに親との協同交流そのものなのです。

愛情遮断症候群

それでは、どうして接触交流が全体的発達へと発展するのでしょうか。

子どもは出生後、親との接触によって全体的な成長と発達が保障されます。乳児期の子どもの成長・発達にとって欠かすことのできないのは、まさに母親という生きた環境です。

子どもの成長は、成長ホルモンの分泌によって可能になります。乳児期の子どもにとって、母親の温かい、愛情のこもった身体接触（タッチング）が、成長ホルモンの分泌の促進をもたらし、身長や体重の増加につながります。また、それだけにとどまらず、母子関係を土台として、人間関係形成能力や知的能力などの発達の基盤がつくられるのです。

愛情のこもった皮膚接触が日常的に不足した結果、子どもの成長・発達に障害が生じることはよく知られています。乳児期における急激な母子分離によって生じる成長障害のことを、「愛情遮断症候群」といい、とくに身長の伸びと知的発達に影響します。子どもが年少なほど、この症候群になりやすいのです。

愛情遮断症候群は、単に愛情不足に原因があるということではなく、愛情が子どもに届かないことが問題なのです。近年は乳幼児に対する虐待が増加していますが、特徴的なのは、子どもに愛情（愛着）を感じられず、身体的虐待が多いことです。子どもを死に至らせる虐待も決して少なくありません。

子どもは自然に育ちません。食べ物、水、睡眠、運動などの生物学的に必要な条件がそろっていても、愛情のこもった皮膚接触経験が与えられなければ、育ちにくくなっていきます。接触行為は手で触れることによって起こります。手で触れることによって起こる変化のうち、大事な要素は体温です。

冷たい手による接触は気持ちのいいものではありませんが、愛情のこもった温かい手による接触は気持ちのいいものです。皮膚感覚とは単に子どもの手を握ったり圧迫したりすることをいうだけではなくて、体温に対する反応をも意味します。氷のような冷たい手でいくら愛撫をしても、子どもがそれを愛情や慰めと感じることは、まずありえないことで、苦痛とまではいかなくとも、不快な感じとして受け取られてしまいます。鋭く痛い平手打ちは、穏やかで温かく優しい手による愛撫とは、全く違った気持ちを伝えてしまいます。このように、親の気持ち（メッセージ）を子どもに伝達するのが皮膚の技であることは明らかです。

子どもの情緒の発達は、頸が座る二、三か月ごろから急速に見られるようになり、生後三か年に至るまで広がりを見せ、次第に精神力の発達へと発展していきます。「三つ子の魂百まで」ということわざは、人間の精神力の発達は三歳ごろまでに基盤ができるとされていることを象徴しています。つまり、生後三か年にわたる育児のあり方が、情緒、そして精神の発達に大いに影響するのです。

乳児期前期の生後二、三か月ごろから喃語《なんご》の発声が盛んに見られるようになり、生後八、九か月ごろまで続きますが、これは母親や家族、身近な人へのアピールであり、情緒的な表現そのものです。

この喃語の発声は自然発生的なものではありません。母親の手による皮膚接触は、子どもの小脳にその刺激が伝達され、小脳が情緒や感情を生じさせ、生じた情緒や感情が大脳内の運動野に変換され、脊髄のはたらきを受けて運動表現として表れます。笑顔を伴う喜びの表情、喃語などの表出は、そのよい例で、情緒や感情がスムーズに育てられている子どもは、生後五、六か月ごろには思考の片鱗《へんりん》を見せるようになり、生後六～八か月ごろには身近な母親とそうでない人との区別がつくようになります。いわゆる「人見知り現象」といわれるもので、母親とそうでない人を識別するほどの思考力が育つのです。

乳幼児期における接触障害

私がこれまでかかわってきた発達障害を有する子どもたちの乳幼児期初期における発達状

態を検討すると〝目と目が合わない〟〝手による皮膚接触にほとんど、またはなかなか反応しない〟〝母親に抱きつくが親の表情や目を見ることはない〟〝喃語の発声がほとんど見られなかった〟〝人見知りが見られない〟など、人との接触障害が共通して見られます。

次のようなケースがありました。

現在五歳男児の両親は、子どものことを想い、六か所以上の医療機関を訪れて、そのうち二か所の医療機関では検査のためにそれぞれ二か月以上も入院したものの、結果は、とくに異常は見つからないということでした。両親は、それでも我が子のためにありとあらゆることをしたいという思いで、理学療法、作業療法、言語療法に飛びつき、必死になって全力を尽くしてきたのです。両親がたまたま私の存在を知り、子どもが通園している保育園に相談したところ、偶然私がかかわっている保育園だったこともあって、私どもが保育園まで出向いて両親と子どもに会いました。

両親との面談では、これまでの経緯と現在の子どもの状態について詳しくお聞きし、両親が記された子どもの記録をいただいて面談後じっくりと読ませていただきました。それを読んで、私は愕然《がくぜん》としました。親は子どもの癖として、床に頭を打ち付けること、机や椅子などの固い物をかじることなどを書いていたのです。これらの日常的な自傷行為を、親は癖として見ていたのです。

なぜ、このような自分の身体に痛みを与える自傷行為が生じてきたのでしょうか。親として子どものためにできることは何でもしてあげたいという気持ちから、可能な限りの療法を受けさせ、家庭でのしつけが訓練的になっていました。しかし、子どもは自己表現も全くできないまま、自傷行為を日常化させるほど追いつめられていたのです。自分たちの一方的な思いが、いつの間にか子どもを自傷行為に追い込んだにもかかわらず、親はそれを癖として見ていたのです。

彼の場合、親の必死な思いと努力が二歳のときから四歳九か月になるまで二年半以上も続いたのですが、子どもの発達の道は閉ざされる結果となったのでした。私が会ったときの彼の状態は、全面介助のうえ、喃語の発声も全くなく、無表情で、両手を支えれば両脚を出してやっと歩くことができる程度でした。

私は両親に対し、子どもと接するときは徹底して温かく、優しくするように助言しました。その理由は、彼が愛情遮断症候群に見られる症状を呈していたからです。両親は私の助言を素直に受け入れてくれ、また保育園の担当保育士も五泊六日のクリニック研修を受けてくれました。

とくに彼との接し方は、前述したような手による方法で、親の気持ちを子ども伝えるように、接するたびに行ってほしい旨を伝えました。

その結果、八か月後くらいから彼の表情に変化が見られました。両手を握って軽くリズムをかけると、目が合うようになり、喃語のアー、ウァーの発声と、それに伴う笑顔が見られるようになったのです。さらに、日ごろ彼にかかわっている保育士など身近な人が手を差しのべながら近づくと、両手を広げて盛んに腰を上げるしぐさを見せ、身を乗り出してくるまでになりました。両親には、これが始まりだと思って、彼の発達の可能性を信じてともに頑張っていきましょう、と励ましています。

このケースの場合、保育園が彼の担当の専任保育士を配置したことで、両親の不安や心配を和らげたことは確かです。母親の表情は柔らかになり、大変穏やかになりました。両親のこれまでの我が子に対する努力を認め、親子が前向きにともに生きていくための努力は惜しまないという保育園の協力が、両親に希望を与えることになったのでしょう。

皮膚が心をつくる

子どもの健全な成長と発達のためには、生後二か年は母親からの皮膚接触が欠かせません。しかし、それはいったいなぜなのでしょう。

母親からの皮膚接触は、触覚のはたらきを意味します。大脳の触覚領域が大きいという事実は、触覚の機能が重要であることを示しています。

よく考えてみると、感覚の体系としての皮膚は、身体のもっとも重要な器官です。人間は盲目で、聾《ろう》で、臭覚と味覚を完全に失っても生きていられますが、皮膚によってはたされる機能がなくなったら、もはや生きてはいけません。ヘレン・ケラーは、皮膚の刺激によって、心をつくりあげました。ほかの器官が欠けたとき、皮膚はその欠陥を考えられないくらいよく補うのです。

母親という外的環境によって子どもの皮膚を連続的に刺激することは、感覚と中枢神経系双方の活性化に役立ち、身体的な機能の発達ばかりではなく、精神的な発達にも欠かせません。

私は長年、相当数の重い自閉症状を伴う発達障害を有する子どもの発達援助を行ってきましたが、子どものほとんどが、もっとも身近な存在である母親との接触もままならない状態にありました。親は、主に子どものことばの発達の遅れなどを訴えてこられましたが、ことばの発達の遅れ以前に、人との接触障害を有していたのです。

もっとも身近な母親との身体的交流ができなければ、話しことばの発達を望んでも叶いません。その理由は後で詳述しますが、まずは身体的交流が可能となることを目指し、手と手の接触によって、話しことばの前提となる、表情や身ぶり、手ぶりといった「身体像言語

（思考・理解言語という）」を育てることに努めることが必要です。

乳児期から母親や身近な人との接触障害を有する子どもは、発達障害の症状を示しているのが一般的です。そして、このような子どもは、年齢を重ねるごとに、接触障害に加え、特定の事物や事象への自動的反応と固執が目立ってきます。

たとえば、「（生後八か月をすぎても）母親を求めない」「母親を注視しない」「母親が手による接触を試みても反応がない」「母親が抱こうとしても、バランスをかけてこない、石の地蔵を抱いているみたいだ」「母親と目と目が合わない」「ことばの発声があっても、オウム返し」などが際立っている子どもについては、自閉症または自閉的傾向を有するなどの診断が出されます。

つまり自閉症は、基本的には「人との接触障害」を意味する症候群であり、人との接触障害は、乳幼児期の発達障害を有する子どもにも、かなり共通して散見できる症状でもあります。

障害の有無にかかわらず、母親が我が子に対して愛情をこめた育児行動を行うには、身体接触以外にはありません。母親の身体接触という子どもにとっての外的刺激は、視覚と聴覚の機能も促進させます。子どもにぴったりと触れること、温かみを与えること、母乳を吸わせることなど、これらの外的刺激は、すべて手に集約されます。つまり、手による身体接触に全面的に依存しているのです。

人間は、乳幼児期に母親を中心とした身体接触のあらゆる体験をへて、健常に発達していくものです。それゆえに、とくに生後二年のあいだに母親との身体接触が少なかった子どもほど、対人適応を含めた社会適応不全や、心身の不安定などの情緒障害に陥るケースが少なくないのです。

試行錯誤を積み重ねて

これまで私のところにやってきた発達障害を有する子どもたちの八割以上は、三～五歳ぐらいの時期に自閉症と診断されています。また、ことばを話す子どもについては、広汎性発達障害（自閉性障害）と診断されているケースが多く見られます。その診断は短時間（長くて三十分くらい）でなされており、乳児期における発達異常についてチェックされているケースはほとんどありません。しかし、発達援助を行うさいには、乳幼児期初期からの発達状態をできる限り知ることが欠かせません。

子どもの発達異常の状態は、期待される正常な発達軌道からずれていることを意味します。ですから発達援助は、いかにして子どもたちを正常な発達の軌道に乗せることができるかを

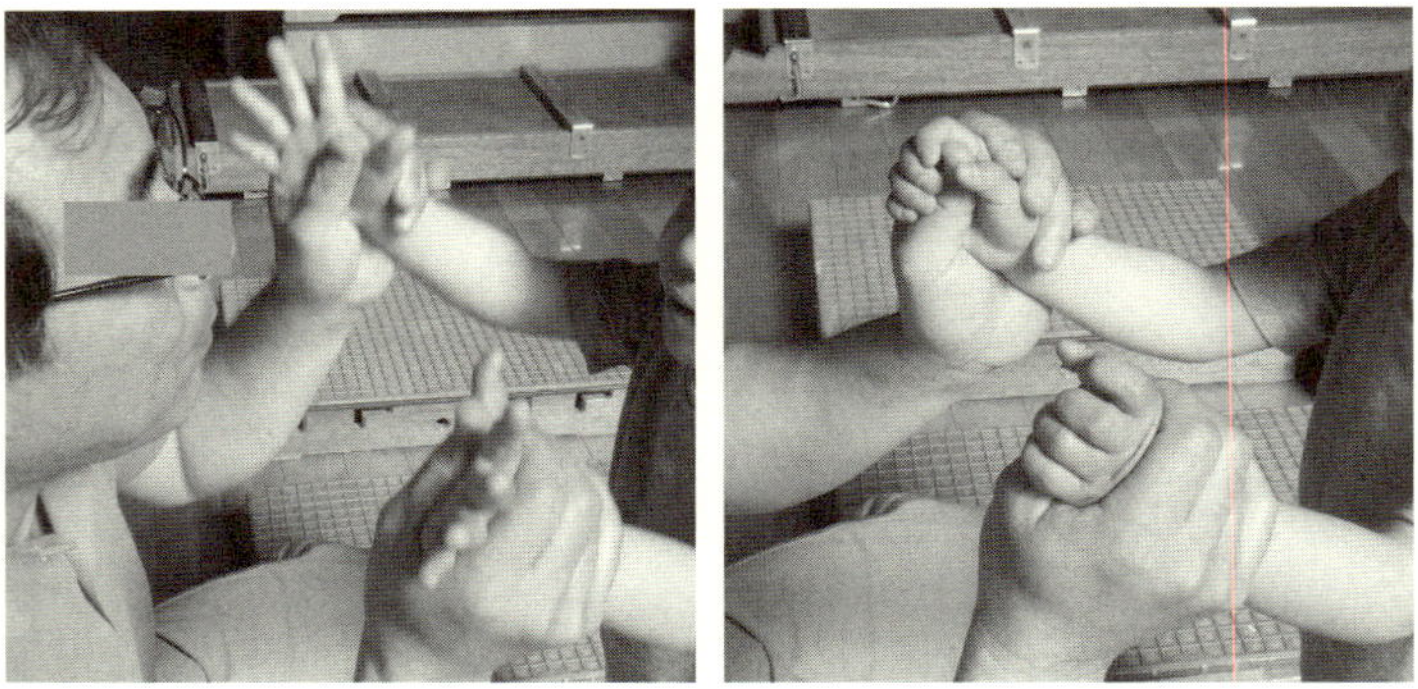

開いている子どもの手の親指と人差し指のつけ根にこちらの親指を入れた後、残りの指で子どもの手の甲を支え、１、２とリズムをとりながら数分間、軽く押す

追究するのです。

私自身、発達援助プログラムによって子どもの発達障害が改善され、子どもが正常な発達の軌道に確実に乗れるような発達援助法の開発研究を継続的に取り組んできましたが、子どもの発達障害に即応できるような援助法は持ち合わせていなかったので、試行錯誤の積み重ねでした。

一九七二年に発達障害を有する子どもにかかわる臨床研究を開始した当初から、私は子ども一人ひとりとの手による接触を重要視してきました。当時においても、こちらが手を握ろうと試みても、最初から彼らがこちらの手を握りかえすことはほとんどありませんでした。そこで私が試みた方法が、前述した子どもの手の親指と人差し指のつけ根に私の親指を入れて、一定の間隔をおいて軽く押し、子どもの反応を見ていくというものでした。

この方法で回を重ねるにしたがい、子どもから反応が出るようになり、ついには私の指を子どもも握るようになります。「このとき」とばかりに、子どもの親指と人差し指のつけ根にこちらの親指を入れて、残りの四本の指で手の甲部分を軽く支えながら、一、二のリズムを数分、上下にかけます。

子どもによっては、回数を重ねるごとに、次第に手を強く握るようになってきます。そして、個人差は当然ありますが、時間がたつにつれて、これまで目の合わなかった子どもが私の目を注視し、さらには「ほほ笑み反応」を見せるようになるのです。

ヘレン・ケラーの育成に長年かかわったサリバン女史は、ヘレンとの心の交流を、皮膚刺激をとおしてつくりあげていきましたが、その皮膚刺激の主たる方法は、親指と人差し指のつけ根に指を差しこんで刺激を与えることでした。

私がサリバン女史の皮膚刺激の具体的な方法を知ったのは最近のことでしたが、彼女の方法と私の発達援助法の基本がほぼ同一であったことが、私には非常に喜ばしいことでした。

聴覚障害のある乳児のこと

生後五か月から二歳半まで、母親が積極的に子どもへの皮膚接触をすることで、発達への道が拓けたケースがあります。

ある保育園から私のもとに、生後五か月になっても頸の座らない女児の入園の件について相談がありました。主任保育士の話によれば、その乳児は頸が座らないだけではなく、笑顔もまったくなくて無表情なうえに、手を握れば握りかえす「把握反応」もないとのことです。家では一日の大半を目を閉じたままずごしていて、子どもが目をあけているときに母親が抱こうとしても、身体から力が抜けたかのようにグニャリとし、母親と目を合わすこともなく、泣くこともないそうです。

このように母親との接触さえままならない女児の入園を引き受けても、いったいどのような保育をしたらよいのか分からないので、彼女に対する保育の方法について教えてほしいとの相談でした。

そこで私は、保育園関係者とともに、その女児の両親との面談を行うことにしました。面談当日には、前もって差し上げておいた、私どもで作成している「小児発達チェック表」と母子手帳を持参いただき、それらを参考にしながら面談を進めました。

そして面談の途中で、母親から妊娠四か月のときに風疹に罹患《りかん》していたけれども、その影響が子どもにおよんだのだろうか、と質問されました。妊娠初期に、母親が風疹に罹患すると、胎児になんらかの影響が出ることは知っていましたが、実際にそのことについて問われたのは、そのときが初めてでした。

私は知人の大学小児科教授で、風疹の研究で著名な専門医にすぐに連絡をとることにしました。そして風疹罹患の胎児におよぼす影響について説明を乞うたところ、妊娠四か月時の風疹罹患の場合、胎児への影響は非常に高く、その主たる影響は、難聴と運動機能障害（脳性麻痺など）ということでした。

保育園には、聴覚障害を有する乳児として受け入れていただきましたが、その条件として、私が彼女のために母親と保育士の研修を引き受けることになりました。また同時に、彼女と母親には、私のクリニックでの発達治療も受けていただくことにしました。

彼女への発達援助は保育園からはじまりました。私のところから保育園まで、車で片道四時間以上はかかるため、毎月三泊四日の日程を組んで、彼女にかかわるようにしました。

当初、彼女の手に接触しても物理的に排除しようとし、少しきつく手を握っても力強くはねのけるような状態が二か月以上続きました。当然のことながら、母親との接触もほとんどとれない状態です。彼女の五感覚（触覚、聴覚、視覚、味覚、嗅覚）の受容器としての機能は、まったくといってよいほど不全状態にあるかのように思えました。しかし、ともかく彼女との接触が可能にならなければ、彼女への発達援助は成り立ちません。

彼女は一七六〇グラムの低出生体重児で、微弱陣痛は九時間三十七分におよび、産声はありませんでした。その後、哺乳力もなく、喃語の発声もありません。生後五か月現在で、頸座不全のほかには、抱くのがほとんど困難な状態にあること、一日中ほぼうつらうつらの状態で目を閉じていること、などが見られました。

しかし、家のなかでテレビのスクリーンに顔を向けたり、自動車などを注視したりします。またクリニック中には、室内の蛍光灯の光や、天井やカーテンの細い線模様を注視するなど、初期の自閉症状を示すようになっていたことが分かりました。

彼女にかかわること二か月、すでに生後七か月後半になっていましたが、頸座は見られません。正常な頸座の時期（六十~百二十日）よりはるかに遅れています。加えて、運動機能障害も顕著になってきました。運動機能の発達の遅れは、全体的発達の遅れを意味します。

したがって、単なる聴覚障害だけではなく、知的発達障害を伴う重複障害となる恐れもあるため、両親にはクリニック中にそのことを伝えました。同時に、どんな事態になろうとも、私どもも全力を尽くして彼女に必要な援助に創意工夫を凝らしていきますので、両親の全面的な協力をいただきたいと求めました。

両親からしっかり協力して努力するという回答を得て、さっそく育児休暇をとっていた母親に毎日、保育園へ出向き、保育士とともに我が子とのかかわり方について学んでいただくことにしました。

私としては、彼女の難聴と運動機能障害については危惧していたものの、自閉症状を示すような状態については楽観視していたところがありました。

というのは、彼女は少なくとも生後八か月以上にわたって、母親との接触もなく、独りですごしてきたわけです。出生した子どもには、母親の手に抱かれて育つという本能的欲求があるものですが、彼女の場合は、母親からの接触にはまったくといってよいほど反応せず、ただ物理的な刺激に反応していたのです。母親の手による接触は物理的刺激より弱いため、彼女の感覚受容器には入力されることがなく、さらに難聴があるので、母親の声かけも同じように受容できなかった、ということが十分に考えられるからです。

頸座の遅れという運動機能障害の存在は、感覚受容器の機能不全をもたらしやすく、彼女にとっては唯一、視覚でしか感覚刺激の入力が可能ではなかったのです。

視覚のはたらきは生後一、二か月で著しく発達し、聴覚障害がある場合には、そうでない場合よりも鋭敏化します。そこで、視覚にストレートに入力しやすいテレビのスクリーンの画像や、はっきりした形や色を自動的に大脳内の神経回路へと入力させてしまうのです。

やがては、無意識の状態にあっても、視覚のとらえた物理的刺激を日常的に入力してしまい、それが自閉症状となって表出されます。そして自閉症状が進むほど、どういうわけか、子どもは手などによる皮膚接触を避けるようになります。したがって、皮膚接触の欠如した状態が長引けば長引くほど、子どもの自閉状態は深化し、全体的な発達障害へとつながっていくのです。

彼女の第一の発達課題は、自閉症状の治療にありました。

私はこれまでの臨床経験から、自閉症の症状を著しく示す子どもたちの発達治療の目標は、身体接触によるコミュニケーションの成立と、子どもが注視する、あるいは固執する事物・事象などの除去が必要であると考えています。彼女の場合も光刺激を発するテレビと蛍光灯の除去を行い、そのうえで彼女との身体接触を徹底して実践したのです。

積極的な皮膚接触が子どもを変えていく

彼女は、手と手による身体接触を試みても、握りかえす把握反応はまったくなく、こちらが一方的に彼女の手に対して接触刺激を与えていくしかありませんでした。それに加えて、彼女の両脚の土踏まずを親指で軽く押すようにしながら、両脚の屈伸運動を行うようにしました。

彼女が目を覚ましているあいだに、約一時間単位で十五分程度の間隔で五、六分の屈伸運動を繰りかえしました。この運動は「赤ちゃん運動」ともいわれるもので、正常な子どもにも必要とされています。彼女は手への接触は拒みましたが、両脚への刺激はスムーズにいきました。ただ、両脚の自発的な運動はほとんど見られず、それだけに両脚を伸ばすには、かなり力を要しました。回を重ねるごとに、少しずつ伸ばしやすくなってはいきましたが、両脚を縮めるようにすると、ほとんど曲がらない状態が続きました。

このような接触を試みはじめて三か月半が経過したころ（生後八か月ごろ）から急速に、両脚を握って屈伸運動を開始すると、彼女のほうから自発的ともいうべき運動反応が見られるようになりました。また同時に、手による接触に対しても反応するようになったのです。彼女との接触がやっと可能になったわけです。

さらに積極的な手と手による接触交流を続けたところ、彼女が生後九か月にはいったころから、母親の両手をしっかりと握って身体を盛んに動かそうとするしぐさが見えはじめました。両脚の屈伸運動も盛んになり、おむつ替えのさいには、活発的に両脚を動かすようにもなったのです。

そして生後九か月半ばごろから頚が座るようになり、生後十か月にはほぼ完全に頚が座りました。正常な頚座の時期に比べて約六か月の遅れでした。頚が座った時期から、彼女は接触のたびに、なんともいえぬ、こぼれるような笑顔を見せるようになりました。この花のつぼみが開く瞬間のような笑顔は、彼女の発達が拓かれていくサインではないかと思ったほどです。

それからというもの、さらに母親と保育士が協同し、手の接触による保育実践を積み重ね、またクリニックおいては、私を中心に母親、研究スタッフの連携のもとに彼女とかかわりました。

頸座の確立、そして仰臥位《ぎょうがい》（あおむけに寝た状態）から母親のひざに座ることも可能になったのですが、コンビラックに座っているときに、虚ろな目の動きが見られました。これは難聴のせいではないかと思い、再び手による積極的な接触を行ったところ、虚ろな目の状態は解消し、人の目をよく見るようになりました。

つまり、頸座が確立するにしたがって、手での接触により豊かな表情を伴う目と目による関係も成立し、表情や手ぶりによる身体像言語も日に日に発展しだしたのです。

しかし次なる座位の時期には、なかなか至りません。むしろ、運動機能の障害が明らかになってきました。両親にもその旨を伝え、これまでどおり手と手による接触を続けることによって中枢神経系のはたらきを促進することが必要であると、いっそうの協力を求めたのでした。

そして、日々の彼女との接触を踏まえて、どのような接し方が彼女の発達促進にとって必要なのかを協議する「ケース会議」を頻繁に開き、その協議内容をもとに、彼女への援助を実践しました。

協議のさいにいつも私が強調してきたことは、彼女と接触するときのやり方でした。心からの笑顔を伴う接し方でないと、彼女の反応は弱いということです。つくり笑いや機械的な接し方では、まったくといってよいほど彼女には伝わりません。彼女との心の交流を発展させるには、心底から彼女の生命に対する想いが生じない限り、無理であると考えたのです。

心底からの想いが拓く発達への道

これまで以上に彼女との接触のしかたについて工夫を凝らし、その努力の結果、手と手による同時接触も十分に可能になり、生後十五か月ごろから、両手を支えれば座位がとれるようになりました。

そして生後十六か月にはいって、両手を支えての座位の状態で、ギッコンバッタンが少しできるようになったので、試しに片方の手を支えて座位をとらせたところ、手の支えもなく、見事に座位がとれました。つまり、座位の自立を見せたのです。

それからというもの、彼女は両脚を前方に伸ばし、対面関係をとって接触ができるようになり、クリニックに参加のさいは、まわりの子どもたちの動きを注視するなど、明らかに人への関心を見せるようになりました。

また、このころから線状や形態のはっきりした事物に目を向けることもなくなり、身近な人との接触をよく求めるようになりました。とくに身近な人が近づくと、目をしっかりと開き、満面の笑顔を見せ、両手を広げて迎えの姿勢をとるようになったのです。

そして生後二十一か月（一歳九か月）に、クリニックで立位の時期を迎えました。それからなんと、生後二十四か月（二歳）には、歩行ができるようになったのです。

それもクリニックのときでした。クリニック二日目、私が両手を広げて彼女を迎える「導入」を試みたところ、彼女は顔一面に笑みを浮かべ、同じように両手を広げて私のもとに寄ってきたのです。私は彼女の両手をしっかりと握って、それから彼女の全身をしっかりと抱きしめました。彼女は生後五か月のときからかかわってきた私のことを覚えてくれていたのにちがいありません。これほど嬉しいことはありませんでした。

ただ、歩行の自立を迎えたものの、彼女は両脚ともX脚（外反膝＝下肢軸がひざ以下で外側に向かった状態）であり、明らかに運動機能障害を示していました。しかし、このX脚は彼女が五、六歳になるころには両脚ともにほぼ正常に近い形態になってきました。

彼女は歩行の自立に伴って、次第に人の動作を注視し、模倣動作も示すようになりました。また、かなり不明瞭ではあるものの、表情とジェスチャー（身ぶり、手ぶり）を伴う音声の発生頻度も高まりを見せるようになっていったのです。

ジェスチャーによる親との意味のあるやりとりもかなり可能になってきたので、私は、これまで提携してきた大学病院耳鼻咽喉科の音声言語クリニックと連絡をとり、彼女の診察を依頼しました。

診察の結果、彼女は高度難聴と診断され、彼女の難聴度に適合した補聴器を着用し、公立聾学校幼児部に受け入れられました。

五年近くにおよぶ両親、保育士の協同的なはたらきと努力のかいもあって、彼女は本校の小学部に進学してからも、学業、社会性も含めて、すべての面で高い評価を受け、しかも子どもらしい子どもに育っています。

母親それじたいが、かけがえのない環境

これまで述べてきたように、発達になんらかの障害がある、なしに関係なく、子どもの成長・発達にとってかけがえのない環境は、母親それじたいといえます。生後二か年にわたって、母親から接触的なはたらきが不足したり途切れたりすることがあれば、子どもの発達は確実にゆがめられます。

私が直接かかわってきた子どもたちは、例外なく出生以来、三、四歳になるまでのあいだ、母親を求めない状態ですごしてきています。母親と同じ屋根の下ですごしているのですが、母親からの接触的刺激をほとんど受けず、物理的刺激にさらされ続けてきたのです。

子どもは、いかなる接触的刺激を受けようと、そこにテレビなどの物理的刺激が介在してくると、人間の接触的刺激を入力できなくなってしまいます。物理的刺激としての光や音は、子どもの視覚・聴覚に自動入力され、皮膚接触による刺激を弱めてしまい、接触による発達効果を低下させてしまいます。

母親がテレビを視聴しながら哺乳を試みると、子どもが飲むのをやめてしまうことがしばしばあります。テレビの音声が聴覚へ、画像が視覚へとストレートに入力されるため、子どもは強い刺激のほうに集中してしまい、母乳を飲むための中枢神経系のはたらきが鈍り、空腹にもかかわらず飲むのをストップしてしまうのです。母親は子どもがミルク嫌いだと思いこんでしまい、強制的哺乳を試み、ついには保健センターに相談にでかけることになります。子どもは年齢が低いほど、いっぺんに二つのことに集中することはできないのです。

先述の基礎疾患に風疹を有した女児の場合も、やはりそうでした。彼女は生後五か月ごろから母親との著しい接触障害を見せるだけでなく、特定の事物や事象（光刺激など）への自動的固執が見られたのでしたが、これらの症状の早期発見により、深刻な症状になる前に、環境の改善や彼女への「人間的接触」の長期的強化を行った結果、自閉症状の消失、さらに発達の道が拓けたのです。

発達障害を有する子どもの親に対して、私が必ず強調することがあります。それは、発達障害には一人ひとりの状態・程度には個人差があって、とくに生育歴も異なるために、発達的展望を予測することはできないけれど、人間の子どもとして発達するために必要なことは、その子の発達状態を踏まえて行うことであるということ、そのためにも、私どもと協同態勢をとりながら子どもとのかかわりを実践して、子どもの発達促進にあたっていただきたい、ということです。

先述した女児の場合には、親と保育園、そして私との三者の協同的なかかわりが二年以上にわたって行われた、典型的な成功例の一つといえるかもしれません。

II

発達障害の症状とその課題

発達障害の初期症状

四、五歳になってから私のところに発達相談を目的に親に連れられてくる子どもが少なくありません。なかには結構ことばを話す子どももいて、日常生活には支障をきたしませんが、ことばの理解不足や状況に合った行動がとりにくいなどの主訴をもっています。これらの子どもは数か所の医療機関を訪れて、はっきりと自閉症と診断を受けている場合もありますが、大部分の子どもは、「広汎性発達障害」と診断されています。

この診断名は、米国精神医学会が作成した「精神障害の分類と診断の手引」という文献に示されている「発達障害（広汎性発達障害）」という診断カテゴリーを参考にしたものでしょう。この診断カテゴリーには、自閉性障害（自閉症）、特異的発達障害（発達性計算障害、発達性表出性書字障害、発達性読みかた障害、発達性構音障害、発達性表出性言語障害、発達性受容性言語障害、発達性協調運動障害、特定不能の特異性的発達障害など）が含まれています。

これらの診断を下すには、実際に臨床診断プログラムを設定して、最低四、五時間をかけて診なければ困難です。私のところにやってきた広汎性発達障害と診断された子どもたちについて改めて精査を行うと、すでに平均的に一歳七～九か月ごろには著しく自閉症状を示していています。そして、来診時には広汎性発達障害の自閉性障害、すなわち対人相互作用の不全・障害を有しているケースが圧倒的に多いのです。

自閉性障害の子どもは人の感情・表情の読み取りの障害が著しいため、初診の子どもには四泊五日のクリニックで発達援助プログラムを設定し、そのプログラムの過程において子どもも一人ひとりと接触しながら約五時間かけてじっくり観察して、できる限り精密に障害にかかわる症状などの把握をするように努めています。単に歩くことができるということだけでなく、どのような歩き方をしているかなどの様態・変化を見るのです。一回目のクリニックでの把握が十分でないときは、クリニック後の家庭、あるいは保育園や学校での子どもの状態についての情報を集め、さらに次回のクリニックでの子どもの状態把握に努め、クリニックが重なるごとに子どもへの援助のあり方について検討し、発達援助を継続的に行います。

発達障害を有する子どもの諸症状は、オーニッツ教授が指摘するように中枢神経系の不全に基づく脳障害の存在を示すものです。とくに自閉症の諸症状は、明らかに脳の機能の不全・障害を示していると考えられ、これらの改善・消失がなされない限り、自閉症は治りません。

二〇〇九年の国連自閉症啓発日に、国際的に自閉症の治療法は今なお存在しない旨のことが新聞に報じられていましたが、私は「自閉症は治らない、治療法も存在しない」ということを知ったうえで、自閉症を治療・改善するにはどうしたらよいかについて、長年臨床研究を行ってきました。

臨床研究の基礎研究としてまず行ったのは、自閉症の初期症状の研究でした。この研究に当たっては、オーニッツ教授の自閉症の初期症状に関するデータをいただくなど全面的な協力を得ることができました。あわせて、私自身もクリニックに参加した子どもの初期症状についての研究を行ってきました。

まずその研究の結果を紹介します。

オーニッツ教授による自閉症の初期症状の例

①ほかの乳児とどこかが違うみたい
②母親を求めない
③あまり泣かない
④おとなしく手がかからない
⑤抱かれることに関心がない
⑥抱かれるとグニャッとなる

⑦カンが強い
⑧喃語の発声がない、または遅れている（生後八か月以降）
⑨抱かれると硬くなる
⑩刺激に対して過剰に反応する
⑪母親に対して無関心で要求がない
⑫ほほ笑み、声たて、ことばの遅れ
⑬期待される反応が見られない
⑭おもちゃに対して無関心、または固執する
⑮音に対してオーバーな反応が見られる
⑯社会的ゲーム（いないいないばあ）に無関心、無反応で、愛嬌がない
⑰刺激への低反応
⑱固形食（離乳食）を受けつけない
⑲運動発達が遅れている、または一様でない
⑳人に接触しようとしない
㉑人の手に接触しない、握らない
㉒大人の手を動かして要求する

㉓おもちゃへの関心は配列することだけに限られている

㉔感覚刺激を求める（歯ぎしり、顔面を引っかいたり、突いたりする。目で細かいところを詮索する、手を動かしてじっと見つめる）

㉕おかしな行動をする（手をひらひらさせたり、つま先立ちで歩く）

㉖目と目が合わない

㉗遊びができない（ごっこ遊び、みたて遊びができない）

㉘ことばがない、または限られたことばしか使わない

㉙オウム返し、代名詞の使い方が反対

㉚ことばのリズム、音声の調子、抑揚がおかしい

英国の発達小児科学研究者であるイリングワース氏（R. Illingworth）は、新生児期を含む、乳児期における子どもの発達上の不全状態を示す神経学的症状の研究で知られています。そして、彼が乳児期初期の神経学的症状について明らかにしている内容は、私がこれまでかかわってきた子どもたちが示した、乳児期の発達障害の症状とほぼ共通しており、とくに次に示す症状はほとんど共通しています。つまり乳児期において見られる神経学的症状とは、発達障害の初期の症状を示すものです。

イリングワース氏による乳児期初期の神経学的症状

①産声の欠如、弱さ（蚊の鳴くようなか細い泣き方。一瞬、産声が出て、すぐに産声が消えてしまうなど）
②哺乳力の欠如、弱さ（母乳を吸う力がない、吸う力が弱い）
③吐乳があった（飲んだミルクをしばしば吐く）
④ほとんど泣かない、泣いてもか細い（とくに空腹になってもほとんど泣かない）
⑤泣くこともなく、ほとんど寝てばかりいる（傾眠傾向が著しい）
⑥あやしても反応がない
⑦身体を動かすことがほとんどない（とくに、おむつを替えるさいに下肢をほとんど動かさない、寝返りをほとんどしない）
⑧生後四か月をへても「アー」「ウァ」などの喃語の発声がない
⑨ほほ笑みの欠如、ほとんどほほ笑まない（生後三、四か月をへてもほほ笑み反応がない）
⑩おとなしく手がかからない
⑪視線が合わない、合いにくい
⑫咀嚼《そしゃく》力の弱さ（固形物を噛み砕くことの弱さ）

⑬頸座（頸の座り）が遅い（生後五か月以降／平均二、三か月）
⑭座位（お座り）が遅い（生後八か月以降／平均五、六か月）
⑮立位の遅れ（生後十二か月以降／平均十、十一か月）
⑯歩行の遅れ（生後十七か月以降／平均十二、十三か月）

次が、私のところに来た子どもたちが示した主な症状です。

乳幼児期の発達障害症状の例

①産声の欠如、弱さ
②哺乳力の欠如、弱さ、ほとんど吸う力がない
③吐乳があった
④泣かない、ほとんど泣かない（とくに、空腹になっても泣かない）
⑤泣かずに寝てばかりいる（傾眼傾向）
⑥ほほ笑みの欠如、ほとんどほほ笑まない（生後四～八週すぎてもほほ笑まない）
⑦あやしても反応がない
⑧身体を動かすことがほとんどない（とくに、おむつ替えのさいに下脚をほとんど動かさない）

⑨人の顔、目を見つめることがない
⑩人の手に触れることがない、触れようとしても触れさせない
⑪喃語の発声が見られない（生後四か月～）
⑫生後九か月を経ても人見知りがない
⑬抱っこしても抱きついてこない、バランスをかけない
⑭生後四か月を経ても声を出して笑わない
⑮おつむテンテンなどの身ぶりのまねをしない
⑯生後十か月を経ても声かけに反応しない
⑰呼んでもふり向かない
⑱おもちゃを与えてもすぐに離してしまう
⑲生後八か月を経てもお座りができない
⑳生後十五か月を経てもほとんど歩くことができない
㉑生後二十四か月を経てもバランス歩行ができない（歩けてもべた足歩行）
㉒生後三十か月を経ても意味のある話しことば（二語文以上）がほとんど出ない

一般的に発達障害は、部分的な発達の遅れではなく、全体的な発達の遅れを示します。発

達障害の症状は、運動発達、言語発達、対人意識、コミュニケーションなどの領域における障害が重複して見られるケースがほとんどです。たとえば、話しことばの発達のみが遅れているということはありえず、必ずほかの領域の障害の症状が重複して見られます。

では、これらの症状はなぜ生じるのでしょうか。

発達障害と中枢神経系の機能不全

子どもの成長・発達は中枢神経系の成熟と密接にかかわっています。そして、前に示した発達障害を示す諸症状は、明らかに中枢神経系の不全に起因していると考えられます。中枢神経系は、主に大脳、脳幹、小脳の脳組織と脊髄が相互に連携してはたらくことによって成り立っており、いずれの部位になんらかの不都合が生じれば、そのはたらきに障害や不全が起こることになります。

期待されている発達的動作などを出力するはたらきは、大脳にぎっしりと詰まっている運動野（一次運動野）が行い、運動出力は、一次運動野と脳幹－小脳－脊髄との連携のもとになされます。ですから、一次運動野のはたらきに障害・不全などの不都合が生じれば、中枢神経系のはたらきにも不都合が生じることになり、期待されている運動出力（表現）に異常が生じることになるのです。

中枢神経系でもっとも障害を加えられやすいのが一次運動野で、とくに周産期（妊娠二八週以後～生後一週間以内）は障害が起こりやすい時期とされています。周産期脳障害の多くは低酸素による虚血性障害（局所性貧血）であり、この後遺症は、知的障害、脳性麻痺、てんかん、難聴、視力障害や微細脳障害（ＭＢＤ）などとして表れます。脳は無酸素や低酸素状態に対して抵抗の弱い臓器です。ですから、周産期の低酸素状態によって、脳障害を引き起こしやすくなるのです。

また微弱陣痛も状態・諸要因によっては低酸素状態を引き起こし、脳障害（主として運動神経の障害）をきたすことが知られています。微弱陣痛とは、陣痛発作が短く、間欠の長いものを言います。分娩が長引くので、胎児には感染、脳障害が、母体には産道の血腫、壊死が生じることもあります。分娩開始時より子宮収縮の弱いものを原発性微弱陣痛、分娩の途中で微弱となるものを続発性微弱陣痛と呼びます。原発性の原因としては、子宮発育不全、子宮奇形、子宮筋腫、多胎羊水過多症のほか、児頭骨盤不適合があり、続発性の原因には、狭骨盤、胎位異常などがあげられています。

微弱陣痛によって分娩が長引くほど酸素の消耗が進行します。二五〇〇グラム以下の低出生体重児、一五〇〇グラム以下の極低出生体重児、一〇〇〇グラム以下の超低出生体重児は、もともと脳内の酸素の保有量が少ないうえ、極低出生体重児や超低出生体重児は、産道を通過する過程で頭蓋が圧迫されやすく、頭蓋内出血を起こすこともあります。また、出血による酸素の減少は脳障害の引き金となり、脳性麻痺、あるいは微細脳障害をきたすこともあります。体重が低いほど危険度も高くなるのです。

加えて、周産期の羊水混濁などの胎内環境の影響や、低栄養などの諸要因によって生じる低酸素状態に対しても、脳組織は抵抗の弱い臓器ですから、脳神経障害を引き起こしやすいのです。

私がこれまでかかわってきた子どもの実に九割以上が、平均八時間以上にわたる微弱陣痛の結果生まれており、先述した発達障害の初期症状の項目の多くを、乳児期初期に示していました。

ある母親は、妊娠中に重度の貧血であることが判明しました。担当医に貧血の状態から、胎児の胎内発育不全を指摘されると同時に、子どもが生まれても重い障害を背負う可能性が高いことを示されたということです。しかし母親の強い意向が尊重され、無事に出産、生まれたのは一〇〇〇グラム以下の超低出生体重児で、イリングワース氏による初期の神経学症状の項目をほとんど網羅するほどでした。

医療機関の紹介によって私のところにやってきたとき、子どもは三歳半ごろでしたが、歩行がやっと始まったばかりで、喃語さえほとんど発せず、無語状態にありました。

貧血が妊娠初期から存在すると、胎児にどのような影響をおよぼすのか、知人の産婦人科教授に尋ねたところ、貧血が重いほど、胎児への酸素運搬能力が低下し、低酸素状態をもたらしやすいということでした。当然のことながら、貧血が重いほど胎児の発育にとって欠かせない栄養補給能力も低下し、その結果、胎内発育不全をもたらすこともあるといいます。

しかし、発達障害をもたらす基礎疾患といわれるものは多様であり、基礎疾患の解明に基づいて障害の治療を試みることは、現実的にはきわめてむずかしいのが現状です。というのは、さまざまな症状が出現し、それらの諸症状の出現も年齢の上昇に伴って変化していくからです。

症状は多様ですが、本質的には、発達障害は中枢神経系の機能不全であるため、この機能不全状態を検討し、中枢神経系のはたらきの改善・機能化をいかにはかるかということが課題となります。

基本的な運動機能の発達から

発達障害にかかわる症状は生後十二、十三か月ごろからいっそう明らかになってきます。

まず運動発達面で、全体的な遅れ、弱さが見られます。具体的には次のとおりです。

①歩行の自立開始時期の遅れ（平均自立期は生後十二〜十四か月）。歩くようになっても、歩き方がぎこちない、転びやすい、つまずきやすい。あるいは、歩行開始じたいが生後十六か月以降、歩行が可能となってもベタ足歩行が一般的で、生後十八か月以降になっても、下肢でバランス、リズムをとりながらの歩行が困難。

②歩行ができるようになっても、いくつになっても身体が前かがみで、ベタ足歩行になりやすい。

③二歳半以降になっても、両脚を揃えてバランス・リズムがとれない。

④両手を支えて床上でジャンプを試みても、両脚のひざがほとんど屈折しない。

⑤三歳半以降になっても、両脚を揃え、リズムをつけて飛ぶことができない。

⑥三歳以降になっても、咀嚼力が弱い。あるいは咀嚼力の欠如が見られる。

⑦五歳以降になっても、両手による調整力がほとんど育っていない（スプーンやはしを握ってしかもてず、使うことができない）。

次に目立ってくる症状は、言語発達障害です。

①二歳半ごろまで意味のある話しことばの発達が、ほとんど見られない。

②二歳半ごろまでにことばの発声が見られても、テレビのコマーシャルの音声にかたよっている。コマーシャルの音声はことばではない。
③二歳以降になってことばの発声らしきものが見られても、人の目を見て発声することがない。
④三歳をすぎても、二語文以上の発声はほとんどない。
⑤話しことばには必ず伴う身ぶり、手ぶり、表情がほとんど見られない。
⑥三歳以降になっても身ぶり、手ぶり、表情を伴う話しことばによる、人とのコミュニケーションを自発的にとることがほとんどできない。
⑦話しことばの発達に拡がりが少ない。または、ほとんどない。
⑧五歳になっても「何?」「だれ?」「どこ?」「どうして?」「いつ」「どっち」などの疑問代名詞や、「~と~」「そして」などの接続詞を用いることがない。

発達障害の症状は以上に述べてきたように、①行動発達面、②言語発達面、③人間関係面において顕著になってきます。これらの三つの障害は、全体的な障害へと拡大し、放置しておくと、人としての発達を困難にしていくだけです。したがって、障害を克服する援助法の構築が根本的に必要なのです。

発達障害を早期（乳幼児期）に見つけて治療し、発達の軌道に乗ることができるように援助をすることが課題であるのは分かっていることではあるのですが、現実的には、発達障害への取り組みは対処療法的な段階にも至っておらず、発達障害を有する子どもを抱える親にとっては、生涯にわたる苦難が続きます。人間の発達は障害の有無にかかわらず、受胎期にはじまって人間の一生涯をとおして進行するものである、という考え方をもつことが必要だと考えます。

この生涯にわたる発達の過程は、中枢神経系の成熟と密接につながっています。発達の基盤は、中枢神経系がもっとも成熟に向かう時期である生後二か年間で、ほぼできあがります。発達障害が中枢神経系の未成熟に起因しているのであるならば、障害を有する個々人の中枢神経系の成熟の状態、不全の状態を検討し、個々人の発達的方向づけを試みることは、価値があると考えます。

当然のことながら、中枢神経系のはたらきが未成熟の状態にあるならば、それらの状態を成熟化に向けることが課題になります。そして中枢神経系の成熟の状態は、まず個人の運動機能の状態から見ることが必要です。とくに、立位、起立、歩行、姿勢の統合的なはたらきは、二足歩行動物としての人間の、本質的、かつ基本的な運動機能であり、まさに中枢神経系の成熟の度合いを示すものなのです。

先述した発達障害の初期の諸症状は、中枢神経系のはたらきの未成熟状態を顕著に示すだけではなく、発達の阻害状況を示しています。それゆえに、これらの諸症状の機能化を可能とするような方法を拓くことが、発達障害の発展的解消への道を拓くことにつながるのではないでしょうか。

自我意識が発達不全の子どもたち

当初、私のかかわった子どもたちは、主として三、四歳の自閉症の子どもであり、彼らは歩行に象徴される移動運動は示しますが、目的もなく徘徊することはあっても、人と手を携えて歩くことはしません。いいかえれば、本人はなぜ歩いているのか分かっていないのです。発達障害を有する子どもの多くは「自我意識」が育っていないため、日々の生活行動についても、意識的な行動がほとんどとれません。

発達障害は「多動」を伴うことが多く、注意散漫が目立つといわれています。彼らは、自我意識が発達不全状態におかれているため、目的行動がとれず、集中力に欠け（注意散漫）、人間関係不全状態から、本能的（生得的）行動として徘徊様に動いているのです。

また、自閉的傾向のある子どもや、自閉症と診断された子どものなかには、固執している事物などを求めて多動行動を示すこともあります。彼らは、固執の対象を注視するさいには、ピタリと多動が止まり、注意散漫もおさまるのです。

子どもの多動に翻弄されている親の多くは、子どもがテレビやビデオを見ているときや、固執している事物――キャラクター、ミニカー、ジグソーパズルなど――にかかわっているときは多動を示さないことが分かると、一日中テレビの前で子どもをすごさせたり、就寝のさいにも固執している物をもたせたりするようになってしまいます。

クリニックに初めて参加する子どもは、ほぼ例外なく落ち着きがなく、よく動き回ります。このような状態を、「注意欠損多動症」と呼んでいます。なかには専門機関で「多動症候群」であると診断された例もありますが、私が一九七二年にクリニックを開設して以来、参加してくるのは多動を示す子どもばかりで、私自身は、発達障害を有する子どもの症状の一つとして多動の状態をとらえていたものです。

子どもが動き回ると、決まって、その子どもの母親の顔はひきつり、子どものあとを追おうとします。しかし私は、「子どものことは任せてください」と、まず母親を落ち着かせるようにしています。

母親の多くが子どものひどい多動に疲れはてており、子どもを寝かせるために睡眠導入剤を服用させていたり、家から外へ飛びだすのを防ぐために、家の塀のまわりに鉄線を張りめぐらしたという深刻な事例もありました。なかには、多動がひどくて対応がむずかしいという理由で、入園して間もなく保育園を退園させられたという子どももいます。

こうした経験から、クリニックでは多動な子どもは受け入れてもらえないのではないかと不安になり、初診時に子どもの多動についていっさいふれなかった親も多いのですが、発達障害のある子どもが落ち着きのなさや多動の状態を示すのは、当然のことと私は考えています。

多動を抑えるためにモノを与える間違い

情緒障害、発達障害などを有する子どもは、落ち着きのなさや多動の状態を示すことが多いのですが、ひと言で「多動」といっても、多動の状態を示す子どもの現在に至るまでの多動要因ともいうべき「症状」が必ずやあるはずです。

私のクリニックに参加している発達障害を有する子どもの大多数が、次のような症状を示しています。

①じっとしていることなく、目的もなく動く。

②注意力散漫である。

③興奮しやすい。
④自己抑制がきかない（がまんしたり、待ったりすることができない）。
⑤物事にほとんど集中できない。
⑥危険や痛みに無頓着。たとえば転んで血を出しても、痛みを訴えない。
⑦ほめても注意しても、それに対してほとんど反応しない。
⑧破壊的な行動や、攻撃的なかんしゃくをしばしば起こす。
⑨新しい環境（事物も含む）にほとんどなじまない。
⑩よく転び、モノにぶつかる頻度が高く、事故に遭いやすい傾向をもつ（事故傾性）。
⑪不器用で、身体運動（バランス、リズムなど）の調整の弱さが見られる。
⑫ことばの理解力が弱く、明らかにことばの発達に遅れがある。
⑬順序と関連づけによって成り立つ活動ができない（「みたて遊び」など）。
⑭社会的なかかわりに乏しい（人、モノへの認識に欠ける。ほかの子どもとの交流がほとんどできない）。
⑮睡眠が不安定（寝つきが悪い、睡眠が浅いなど）。
⑯食事、着脱衣、就寝などの生活行動を自発的にとることができない。
⑰突発的に動き出すので、周囲の人間は目を離せない。

これらの諸症状は、多動を伴う発達障害の診断における本質的なものであり、なかでももっとも顕著なのが「身体的な多動」「ことばの発達の遅れ」「対人接触障害」の三つです。そして、それらじたいが発達障害の典型的な症状なのです。

多動は、十二歳ごろをピークにおさまりを見せますが、これは多動という症状が「治った」ということを意味するのではありません。つまり、発達障害を有する子ども特有の運動機能の弱さが慢性的な運動不足をもたらし、次第に身体機能の低下が進んでいくことで、多動が減少していくにすぎないのです。

多動の状態を示す子どもに対し家庭で日ごろどのように接しているのか、クリニックに参加している親たちに尋ねたところ、もっとも多かったのが「テレビをつけておく」という回答でした。テレビをつけっぱなしにしておくと何時間でもおとなしくしているから、という理由からです。ビデオを見せている親もいました。また、「自動車や建設機械のミニチュアを与えておく」という回答も多く見られました。

クリニックを受診した四歳の男児の例があります。初診の時点で、両親に彼の自閉症の典型的な諸症状を指摘すると、子どもの家での状態を見てほしいと依頼されました。

その熱心さにおされてお宅を訪ねたところ、彼の部屋には、なんと建設機械のミニチュアが何十台と並べられ、さらにビデオテープがいっぱいの状態でした。そして当の本人はといえば、親や私の存在もほとんど意識することなく、ミニチュアを並べることに専念しているのです。しばらくすると疲れたのか、部屋の隅に敷かれたふとんの上にゴロリと横になり、ほんの十分もすると、再びミニチュア並べに専念します。

母親は外で仕事をしているので、平日の昼間は保育園ですごしており、家にいるときはミニチュア並べが中心で、その合間にテレビやビデオを見るなどしているのだそうです。

彼が通っている保育園は「自由保育」の形態をとっていて、子どもたちは保育園に備えられている遊具を自由に選択してすごしています。

入園当初、一歳半ごろの彼には、落ち着きがなく、室内をうろうろする状態が見られました。しかし母親は、この年ごろの子どもは皆、このような状態が当然だと思っていたそうです。

入園後しばらくして、彼の多動がぴたりと止まったというので、母親が担当の保育士に彼の保育園でのすごし方について尋ねたところ、「毎日、ミニチュア・カーやジグソーパズルでたのしく遊んでいます。とくに建設機械のミニチュアが大好きのようです」という回答が返ってきたといいます。

ある日のことです。いつものように母親が車で保育園まで彼を迎えにいき、帰り道にたまたまいつもとは違う道路を走っていました。すると、その途中で彼が突然、全身パニック状態になって泣き叫びだしたのです。

急いで車を停止させたところ、しきりに車外に出たがる様子を見せたので、手をとって車外に連れだしました。そのとたん、彼は母親の手を振りきって五〇メートルほど先にあった建設機械の置き場まで走りだしたのです。

ブルドーザーなどの建設機械のそばに駆け寄ると、彼はそこでピタリと立ち止まって建設機械のメーカー標示を手でさかんに撫ではじめ、また、タイヤやナンバープレートをじっと見て、母親が彼の手を握って帰宅をうながしても、なかなか応じようとしないのです。

その場はなんとかおさまったのですが、その日以来、彼は園からの帰り道に建設機械の置き場に立ち寄らないとパニックを起こすようになりました。そこで母親は、これほどまで建設機械が好きなのならば、これらのミニチュアを買って与えれば、建設機械置き場に行かなくなるのではないだろうかと思いついたのです。そして実際、母親が建設機械のミニチュアを買い与えつづけることによって、彼は建設機械置場に行かなくとも、パニックを起こすことはいっさいなくなったといいます。

しかし、このようなその場しのぎの対応が、発達障害を著しく重くしていくのです。

家庭環境の改善にはじまる発達治療

子どもの日常生活のあり方については、私はクリニックに参加している親に口うるさいほどに解説をしています。とくに子育ての基本中の基本である早寝早起きについて強調していますが、それとともに、多動を示す子どもの場合は、多動状態に「対応する」ために行っていること——テレビのつけっぱなし、子どもの固執しているミニチュアの玩具、カレンダー、地図、新聞紙、自動車の折り込みチラシ等々を与えることをやめ、徹底して除去することをアドバイスしています。

そもそも、ほとんどの発達障害を有する子どもが、乳児期から発達障害の中心的障害ともいうべき、親との「接触障害」状態にあります。

子どもは幼少期ほど、親、とくに母親に全面的に依存します。子どもにとって母親は、まさに全面的な生きがいの対象なのです。それにもかかわらず、発達障害を有する子どもは自分の親の存在そのものをほとんど意識することもなく、人ではない事物に固執し、それらに物理的にはりついている状態にあるのです。

初診のさいに母親にしっかり抱かれている子どももいますが、その状態を見ると、母親の胸に頭部をうずめて、母親の顔を見上げることをまったくしません。あるいは、周囲をきょろきょろと落ち着かない様子で見たり、母親の身につけているネックレスやイヤリングにふれたりと、抱かれていても、親との接触を求めることはほとんどないのです。

子どもが何年間も固執してきた事物を取り除くことは、子どもの生きがいを奪うことに等しいと考える母親も少なくありません。しかし、子どもの固執している事物などの除去は、最大の課題なのです。

もう一つ、家庭環境がいかに重要かが分かる例をあげてみます。

クリニックに四歳代から来ている男児は、参加するごとに対人意識も見られるようになり、親も喜んでいました。しかし、保育園では室内で無気力な状態を示し、床の上に身を横たえて寝入ってしまう姿が見られるようになりました。保育園から指摘されたことについて思い当たるふしがないということで、母親から相談を受けたのです。

彼はクリニックに参加するまでは、保育園から帰宅すると、夜遅くまで四時間以上、テレビの前ですごしていました。それを、クリニックに参加することを契機に、テレビをなしにして八時半には就寝する、早寝早起きの実践をアドバイスしたのです。

ところが、彼は朝、親が起こさなければ起きられない状態が続いており、就寝のさいには、消灯すると泣き叫ぶため、消灯しなかったといいます。すると彼は、固執しているミニカーを両手に抱きかかえるように自分のベッドまで運びいれ、一列に並べて数時間、じっと注視しているというのです。

毎夜、このような状態が続いているために、当然、夜更かしとなり、その結果、寝不足と朝食不振から昼間は無気力状態になったのです。

親に助言を行った結果、ミニカーはすべて廃棄。しかし彼の保育園での状態は改善されません。保育園からの依頼もあり、再び彼の就寝後の状態について親に尋ねてみました。すると、助言にしたがってミニカーは処分したけれど、子どもがミニカーに代わる物を求めるので、日ごろから並べて遊んでいる色鉛筆を与えたところ、それをもって床に就いたので、新たに色鉛筆一ダースを買い与えたというのです。彼は色鉛筆を一列に並べて、それらを飽きることなく注視しているそうです。つまり、親はテレビやミニカーの除去さえすれば、ほかのものは子どもに与えてよいと思っていたのです。

早寝早起きなどに基づく生活リズムと子どもの発達については、かなり詳しい解説資料を提供し、個別にも説明しているのですが、なかなか真意が通じないものです。

しかし、子どもの発達行動の出現の度合いはクリニックに参加するごとによく分かるので、親との面談をたやさないようにし、また、親の了解のうえで保育園にも協力をお願いをしています。

発達障害の治療の基本は、なによりも子どもの生活の場である家庭環境の改善にあります。母親を中心とする家庭での発達環境づくりを土台として、治療環境を整えることではないかと考えています。

リハビリテーションとハビリテーション

発達障害を有する子どもの多くは、乳幼児期初期に母親との接触障害の症状を示していますが、親たちは子どもが二~四歳ごろになって、ことばの発達の遅れなどの症状で気づくことが多く、その症状の基礎が、乳児期および幼児期初期（一、二歳）に表れていたことに気づかない場合が少なくありません。

医療機関や療育機関は、初診時に子どもの初期の発達障害の症状についてチェックすることはほとんどなく、親の主訴を中心に子どもを診ます。なので、どうしても対症療法的になりやすいですし、的確な診断を下せない場合もあり「少し様子を見ましょう」ということになりがちです。そして、発達障害の症状がだれが見ても分かるくらいに目立つようになって、親は再び医療機関などに行き診断を受けますが、発達援助法についての説明はなく、関係機関への紹介に終わってしまいます。

私のところに発達相談にみえる親のほとんどが、二か所以上の療育・医療機関を訪ねています。ところが、これらの機関は親の不安・心配を受け止めることも、子どもの発達に役立つ助言すらもなく、かなり機械的に理学・作業・言語療法などを勧めます。これらの諸療法が子どもの発達にどのように役立つかについての理解がないまま勧めるのです。そして親たちは専門機関の勧めにしたがって、これらの療法を受けることになります。そこで行われているのは「リハビリテーション」です。

子どもがいくらリハビリテーション治療を受けても、発達改善・向上がほとんど見えないので、私のところを探しあてて来るケースが少なくありません。

リハビリテーション（rehabilitation）の本来の意味は、社会的権利や資格を回復するということですが、医学領域で用いられる場合は、障害、慢性疾患、高齢者特有の疾患など、治療が長期間にわたる患者の社会復帰、日常生活機能の回復・促進のための技術や方法をいいます。

一方、子どもの発達を促す援助法は「ハビリテーション」です。ハビリテーションとは、生物体である子どもを生活体へと発達させることを意味する概念です。

子どもの発達や子育てにはどのようなことが必要であるかということも分からないまま、大人向けのリハビリテーションをそのまま子どもに対して行っても、発達効果を上げることは困難です。リハビリテーションは、受ける人自身が療法の目的を理解でき、そのうえで療法を経験することによって、自らの社会生活、日常生活への適応、復帰を目指すという考えをしっかりもたない限り、効果は期待できません。自己意識や社会生活、日常生活適応などの意識が育てられていない自閉症などの発達障害を有する子どもは、リハビリテーション療法の効果は全くといってよいほどないのです。

発達障害を有する子どものなかには、ことばによるコミュニケーションをとることのできるケースもありますが、彼らはことばを一方的に語る場合が多く、相手が語ることばの理解ができない場合が少なくありません。親は、ことばは出るし、文字も読めるということで、安心している面がありますが、しかし、ほかの子どもとの人間関係がうまくいかないときがある点が悩み、といわれることがあります。

普通学級に在籍している男児の相談を受けたことがあります。その男児はクリニックに来る以前に同級生に突然殴りかかったことがありました。彼は日ごろから授業中、机の上にノートは開くものの、授業科目に関することはなにも書かず、自分の書きたいことだけを書いていたそうです。横に座っていた同級生がそれを見て注意したら、途端に興奮して殴りかかったのです。

学校側は普通学級への通学は認めましたが、週に一、二回、午後にほかの学校で開設されている発達障害を有する子ども専門の通級学校に通わせることにしました。通級学級では、時間を切って、教員との一対一方式で体育などのプログラムを行っています。親は一対一で対応してもらっていると喜んでいるようですが、通級学校側は、彼が興奮するので、できるだけ本人の意向を重んじて授業を行っているようです。

クリニックの目的の一つは、子どもたちの社会性の発達をめざすことです。そのために一定の発達レベルに到達すると、二人一組ないし三人一組で協同してプログラムに参加し、さらにプログラムの達成状態をノートに記入するようにしています。この男児は、プログラムの評価について話し合いをしている最中に、突然興奮して相手に殴りかかろうとする場面が見られました。

自閉症と診断された子どもの予後の課題は、ほかの人との協調、協同性です。自閉性がほとんど消失したあと、人との正常な交流ができるようになることが、何よりも期待されることです。

多くの親は、子どものことばの発達が見られるようになると、すべてがうまくいくと信じやすいようです。彼の場合も五歳児のときに自閉症と診断されましたが、その後、ことばの表出も見られたので一安心し、小学校まで行きついたのでした。現在は、パニック様の興奮や人に殴りかかるなどの社会性を妨げるのことの改善が課題となっています。この改善には母子の受容的接触交流が欠かせないのです。

自我意識の芽生えは乳児初期の触覚経験から

新生児は感覚器官からの発達に必要な刺激を入力することによって、発達することが可能となります。感覚器官のなかで、皮膚はもっとも大きな器官で、「触感覚領域」といわれています。

感覚は、①触覚、②聴覚、③視覚という順序で発達します。乳幼児期の子どもにとっては、皮膚(触覚)と聴覚の刺激を同時に経験することが重要です。視覚は、ふれたり聞いたりしたことを基礎として、意味のあるものとなります。

なので、母から子への身体接触は、子どもの発達にとって重要で、とくに新生児は可能な限り母親の腕におかれるべきであり、母親がそばにおきたいと望むだけ、子どもをおいてやる必要があるのです。とくに頸の座る時期(平均二、三か月)までは、母親はできる限り多くの時間を割き、子どもを腕のなかにおくことが、子どもの発達には欠かせません。

発達障害の研究で著名な、私の古い友人であるドイツのミュンヘン大学小児科教授であったフルブリッケ氏(K. Hulibriche)は、子どもの接触の原点は母乳哺育であることを強調しています。

彼の臨床研究によると、出生後間もなく母親が新生児との接触を開始すると、新生児は日を重ねるにしたがって、身体全体を母親の腕と胸のなかにバランスをとるように密着してくるとのことです。そして生後二、三か月ごろに頸が座ると、安定した身体の接触態勢をとれるようになるだけでなく、母乳哺乳中に飲むのを中断し、母親の目を注視しているときがあるといいます。

このようなことが繰りかえされるにつれて、子どもは母親の微笑に応えるように、なんとも表現しがたい「ほほ笑み反応」を示すようになり、次には「アー」「ウァー」などの喃語を伴うほほ笑みへと発展していくのだというのです。

フルブリッケ氏のこの研究から見ても、座位をとれるようになるまでは、母子の密接な接触が子どもの発達のためには欠かせません。

子どもから母親を求めることもなく、抱かれることにも応じない状態、あるいは手を差しのべても応じない状態が乳児期にわたって続くというのは、触感覚の発達を著しく遅らせ、次第に子ども自らが人との皮膚接触をまったく求めなくなっていくことを意味します。

さらに、乳幼児期における皮膚接触の欠如や不足は、深刻な触覚発達の不全状態をもたらし、人との相互交流を疎遠なものとしてしまい、人との接触の必要性を感じないような、鈍った触覚ができあがってしまうのです。

歩いていても、立っていても、また坐っていようと、身体を横にしていようと、走っていようと、飛び跳ねていようと、とにかく人間が、筋肉や関節、その他の組織から受ける情報がどんなものであれ、それらのなかで最初の、そしてもっとも広範なものは、皮膚接触をとおして受容されるのです。

母親から自己を分離するさいに子どもが行う試行錯誤的な行動は、「目にするもの」を基礎としているのですが、基本的には触覚体験をとおした経験を拡大したものです。視覚は皮膚経験に確実な意味を与えますが、見えた対象に形と容積を与えるのは皮膚接触なのです。

皮膚レベルの感覚刺激は、皮膚レベルで判断され、真っ先に適切な運動神経反応がはじめられなければなりません。皮膚じたいは思考していないのですが、その感受性は非常に大きく、広範で多様なシグナル（信号）をとらえ、伝達し、幅広い一連の反応をつくりだす能力に結びついているのです。それはほかのすべての感覚器官の能力に優っており、脳の次に位置づけられるほどです。

この皮膚の感受性は、これまで述べてきたように、新生児・乳幼児期を通じて母親などの身近な人との密接な皮膚経験を介してしか育てられないのです。

人生の初期における皮膚経験の不足や欠如は、触覚の発達に基づく全人的な発達をゆがめてしまいます。その典型的な例としてあげられるのが自閉症です。自閉症を消失させ、発達への道を歩むには、皮膚の感受性をいかにして回復させ、機能化させるかにかかっています。

発達への道を歩きはじめるための準備

すでに述べたように、国際的研究において、自閉症の子どもの予後は不良であり、社会的自立はほとんどできない、と指摘されています。

しかし、自閉症をもたらす、いかなる神経学的・環境的要因があったにしても、人としての生を受けた以上、人間としての発達は期待されてよいはずです。発達は人との接触から開始されます。そうであるなら、どんなに重い障害があっても、発達への道は必ず拓かれるべきである、と私は考えています。

少なくとも私のもとを訪れる自閉症を有する子どもは、生後三、四年にわたって人との接触経験をもつことなく、自動的に動き、特定の事物に対してのみ視覚や聴覚をはたらかせてきました。特定の事物や事象に対してのみ、視覚や聴覚が自動的な反応をしているのであり、決して意識してこれらの感覚器官を用いているわけではありません。

彼らは、人が人との接触関係のなかでしか生きていけないということを、意識できていないのです。

そんな一人ひとりを発達させていくには、まず彼らとのあいだに接触関係を築きあげることが必要です。これは発達の軌道を歩きはじめるための準備であり、もっとも効果があるのが、「手と手」の接触です。

効果的なアプローチの一つとして、まずは子どもと向き合って座り、子どもの両脚を前に広げるように出し、次に子どもの両手の、それぞれの親指と人差し指のつけ根にほんの軽く一、二のリズムを二、三分かける、というやり方があります（四十二頁の写真参照）。

この握り方だと、子どもが指を抜こうとしてもそう簡単には抜けませんし、座っているため、ほとんど動くことができません。そして数時間このような方法を続けていると、次第に子どものほうから手を握りかえす反応が出てきます。

さらにじっくりとこれを続けると、それから一時間もたたないうちに、さらに握りかえす反応が強くなってきます。子どもはこちらの顔をじっと注視するようになり、笑顔で応じているうちに、子どものほうからも笑顔が返ってくるようになります。

呼吸のリズムに合わせるように一、二のリズムがけを行うと、握りかえして笑い声を上げるなどの反応が高まってきます。この状態になるのは二、三歳の低年齢児が早く、開始から約一、二時間以上たったところで反応が見えてきます。逆に、反応がなかなか見えてこない子どもの多くが四歳以降で、かなり時間を要するものの、一日三、四時間試みれば、それなりによい反応が出はじめます。

五歳をすぎてからクリニックに来た子どもほど、自閉症状――とくに人との接触障害が重いのです。ある五歳の男児は、医療機関において重度自閉症と診断されており、実際、「アー」以外の発声はなく、クリニックの会場を走り回るほどの多動が見られました。接触を試みても、まったく応じることはなく、親は子どもの身体全体を抱きかかえるようにして、多動を抑えようとするだけでした。

彼が示すような自閉症状は、五歳以降に来診したケースに集中しています。そしてどの子どもも、しっかりと自閉症が身についてしまっているような状態なのです。

マザーリングが子どもを発達の軌道へ

重い自閉症状を示す子どもは、クリニックへ両親に連れられてくるケースが多く、クリニック中に直接的にかかわるのは、ほとんどが父親であるというのも特徴的です。

一方の母親は、子どもとかかわる様子を見せず、多くの場合、暗く無表情で、顔色もさえません。ほかの母親と交流することもなく、ただ父親が子どもとかかわっているのを見ているだけです。どの母親も子どもの将来に光が見いだせないことから生じる苦悩と不安、焦りばかりを募らせ、心身の疲労を重ねています。

両親でクリニックに参加している場合に、プログラム中に母親の姿が長い時間にわたって見えなくなることがあります。それが気になって父親に尋ねてみると、少し体調が悪いので休息しているといわれます。このようなことは、クリニックに初めて参加したときにしばしば見られるので、私の方から、初回参加時には母親に十分休息をとらせてあげてほしい旨、父親に伝えるようにしています。そして女性の専任カウンセラーが頃合いを見て母親の部屋を訪問し、心情などを聞かせてもらい、勇気づけ、励ましています。

自閉症状を示す子どもであっても、母親などの日常的に身近な人との、手と手の協応による接触関係が成り立つと、次第に愛着的人間関係が芽生えてくるのは、長年の臨床研究の過程で見てきたことです。

とくに、子どもの年齢が低ければ低いほど、その効果は大きいのです。四歳以降になると、子どもは本来的にも、それほど強く母親との愛着を求めなくなっていくものだからです。

しかし現実的には、クリニックに休まず参加している場合でも、子どもとの、手と手による接触が可能になるまでに一、二年以上を要する母親も少なからずいます。そのような母親は二年以上を、無口、無表情ですごします。

そして、子どもの自閉症の軽減に伴って障害が解消し、少しずつではあるけれども正常な発達軌道に乗りだしたころから、ようやく母親にも変化が訪れます。笑顔が見られるようになり、父親に代わって子どもとのかかわりに積極性を見せるようになります。

自閉症にかぎらず、発達障害を有する子どもの、もっとも大きな発達の壁は、対人接触と社会性の未成熟です。これらの二つの課題を解決しない限り、いくら知能検査において高い指数をとってもほとんど意味をなしません。

知的能力という概念には、①思考、②理解、③推論、④判断、⑤適応、⑥表現という要素が含まれており、いくら知的発達が優れていても、人間関係を含む社会生活適応に障害・不全があれば、人間形成への道を歩むことはむずかしいのです。

クリニックに参加する子どもたちは、個人差こそあるにせよ、参加を重ねるごとに障害の状態が軽減し、明るい予後を思わせるほどになりますが、これは、なんといっても母親の努力によるところが大きいのです。

父親（夫）のサポートと協力によって、本来の母親らしい母親のはたらきが可能になったときに、子どもの自閉症からの脱却、障害の軽減が見られるようになります。

III

ことばの発達に不可欠なもの

ニュースのナレーションを繰りかえすのは？

最近の子どもの例ですが、彼は六歳ごろまで発声がなく、ほとんど無語状態でした。そして、何か用事があるときは親の手首をもつ、いわゆる「クレーン現象」が見られました。

彼は、一歳半（歩行開始は平均生後十三か月）ごろに歩行ができるようになってから、特定のテレビのニュース番組に固執するようになったそうです。このニュース番組が終われば、ソファーの上でごろごろしている状態でしたが、私の助言で、彼が固執しているニュース番組から切り離すことにしました。つまり、子どもが学校（特別支援学級）に行っているあいだに、テレビの除去を行ったのです。

子どもの帰宅したころがちょうどニュースの時間帯であったため、彼はテレビを探して室内をうろうろしはじめましたが、ついには座りこんでパニック状態になり、大声で泣きだしてしまいました。親はどうしていいか分からなくなり、「緊急の用事なのです」と私のもとに電話を寄こしたのでした。

私は、「黙って見守るようにしてください」と親に伝えました。彼の場合は幸いなことに、パニックを起こすときは座りこんで泣くだけというので、「機嫌などいっさいとらず、ことばによる刺激も与えないようにしてください」との助言も添えました。

彼のパニック状態は約一時間でおさまり、あとは何事もなかったようにしていたといいます。ところが、彼は突然、これまでに見てきたニュース番組の内容を、ナレーションのごとくつぶやきはじめたのです。そして、それからというもの、眠っているとき以外はニュース番組の内容を繰りかえし、しかも、過去数年の番組から最近の番組までを、整然と発するのです。

このような状態が四か月以上も続きましたが、番組の発声がおさまるにつれて、家族、とくに母親との接触を少しずつではあるけれども求めるようになり、時々、母親の顔を覗きこむようにもなりました。

その後、私どもの発達治療を継続的に受けるようになってから、次第に発達の軌道に乗るようにはなったのですが、それでもいまだ親が期待しているような話しことばの発達には至っていません。しかし、彼の発達が軌道に乗ってきたということは、話しことばの前提となる、身ぶり、手ぶりといった「身体像言語（思考・理解言語という）」が彼のなかに芽生えてきたということを意味しています。

喃語から、ことばの高原期をへて

子どものことばの発達には順序と時期があります。順序と時期を「臨界期」ともいいます。臨界期にはほぼ一定の期間があり、期待されている発達課題が一定の臨界期内に発現しなければ、次の発達課題は出現しません。発達障害を有する多くの子どもは、期待されている発達課題がほとんど例外なく臨界期内に発現されていないのです。

たとえば、乳児期は「喃語」(乳児が情緒的満足を感じたときに発する非反射的な音声)の発達時期であり、喃語の発声にも順序と時期を含めた臨界期があります。

具体的には、喃語のなかでも「アー」「ウァ」の発声の臨界期は生後四か月未満であり、この発声のあと、「キャ・キャ」、「マ・バ・パ」と続き、そして「タ・ダ・チャ」などの発声があります。

これらの喃語の発声は、生後二か月ごろから八か月ごろまでに現れ、子どもは乳児期全般をとおして、これらの喃語を表出するようになるのです。

喃語はすべての子どもの意識的自己表現であると同時に、一歳以降(平均十二~十三か月)に発現する、話しことばの発声練習をしているようなものです。

一歳代に入ると、「意味のある単語（一語文）」による表現が次第に活発になってきますが、喃語も一歳代の単語による表現も、親など子どもにとって身近な人との愛着関係のなかで育まれ、出てくるのが一般的です。

この場合、テレビやコマーシャルなどで聞いた単語の発声は、意味のある単語表現とはみなしません。あくまでも、対人を意識した自己表現としての喃語、単語の表現が、正常な話しことばの発達の土台となるのです。

ことばの発達の過程には「ことばの高原期」という時期があります。そして一歳代が、これにあたります。ことばの高原期は、子どもの成長と発達と密接にかかわっています。成長とは身長・体重・内臓諸器官の増大を、そして発達とは身体のはたらき（能力）などを意味します。一歳代に入った子どもが本能的に取り組む課題が、「歩行の自立」なのです。

まず歩行の自立の前提となるのは、「立位（立つ）」であり、歩行が可能になるということは、身体全体の移動運動が可能になることを意味します。移動運動は身体的バランス・リズム協応によって成り立ち、そのはたらきは、中枢神経系（脳と脊髄のはたらき）に全面的に依存しています。

一歳児の発達におけるもっとも重要な課題は、身体的バランス・リズム協応を伴う歩行自立の確立であり、そのために中枢神経系の集中的なはたらきを必要とし、それは二歳初期ま

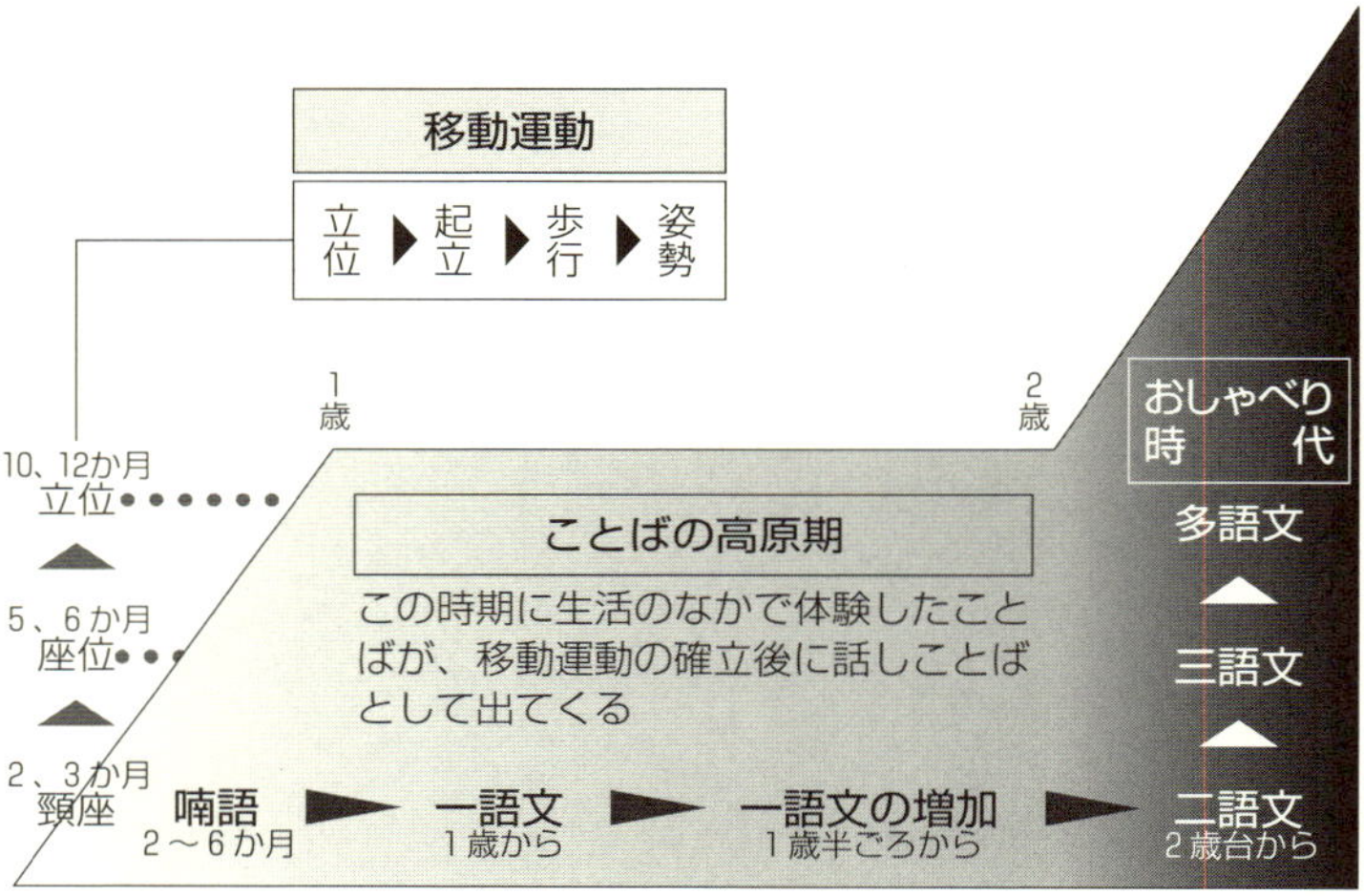

で続きます。つまり、一歳児の日常的な仕事は、移動運動に専念することなのです。

移動運動は、立位、起立、歩行、姿勢によって成り立ち、意識的な移動運動をとることが可能になるまでには、約一年を要します。

移動運動に専念している時期には、ことばの表出と密接にかかわっている中枢神経系のはたらきが移動運動に集中するので、ことばの表出は少なく、一語文といわれる単語の表出にとどまります。そして、歩行運動のはたらきがほぼできあがる一歳半ごろから、徐々に中枢神経系のはたらきがことばの表出にもかかわりだすので、表出する一語文も増加してくるのです。

このように、一歳代は移動運動に専念するために、ことばの表出はある面でゆっくりと行われ、それで一歳代は「ことばの高原期」ともいわれるのです。

ゆっくりと高原を移動するかのようのような時期をへて、ほぼ「移動」も終えた二歳代に入ると、今度は、乳児期と一歳代に神経回路へと入力していた「ことば」を、一語文ではなく二語文に組み立てて表出できるようになります。

そして二、三歳の時期は、「おしゃべり時代」と言われるように、二語文、三語文、多語文と発達し、言語（話しことば《外言語》・理解言語《内言語》）の発達が著しく見られるようになるのです。

この時期に同じくらいの子どもの話しことばを聴いて、我が子の発達異常に気づく親も少なくありません。なかには、父親が数年ごとに転勤する家庭の場合で、我が子の発達異常に気づいたのが三歳すぎというケースもあります。母親は近所づきあいもなく、我が子の育児に専念するのに手いっぱい。子どもの発達異常、とくにことばの発達の遅れに最初に気づくのが祖母である場合も少なくないのですが、この家族は、里帰りをすることもほとんどなかったということです。

ことばの発達を阻害するものは？

私のところにみえる子どもの家族の九割近くが、都市部に住む核家族で、母親が専業主婦のケースは一割にも届きません。大多数がなんらかの仕事をもった女性であり、子どもを乳児期前半（生後六か月未満）から保育園に預けています。それで、どうしても子どもに接する日常の時間が制限され、子どもの発育（成長・発達）状態についての明確な把握が困難になりがちです。

とくに、専門的職業に従事している母親ほど、日中の仕事の疲れを伴ったまま帰宅するため、仕事から家事・育児へと頭を切り替えることがむずかしく、仕事と家庭の両立に苦戦を強いられています。必然的に育児は保育園任せになってしまい、自分の子どもの発達の遅れに、保育園から指摘されて初めて気づくケースもあります。このように、乳児期から保育園に入園している子どもの発達異常に、周囲の大人が、二、三歳ごろになって気づくということも珍しくないのです。

しかし保育園から子どもの発達の遅れ――ことばの発達の遅れ――を親に伝えることのむずかしさもあり、子どものために必要かつ迅速な対応をとらずに、貴重な時間を逃すことも少なくありません。

逆に、保育園側が乳児期から受け入れている子どもの発達異常を見すごすケースもあり、三歳児健診で発達の遅れを指摘されていたものの、保育園からは何もいわれなかったので安心していた、という母親もいます。

外で仕事をしている母親が保育園に迎えにいく時間は勤務時間の終了後なので、十七時半すぎに集中しており、帰宅途中に子どもが話さなかったり、ことば数が少なかったりしても、疲労から来るものだろうと思いこんでいるケースが一般的です。そして、帰宅したらすぐに夕食の準備など、家事に忙殺されます。その間、乳児期の子どもであってもテレビの前におかれ、子どもはテレビのスクリーンを注視しつづけることになります。

しかし、子どもの年齢が低ければ低いほど、テレビのスクリーンを注視させつづけることにはリスクが伴います。

視神経のはたらきは年齢が低いほど鋭敏なので、子どもの意志に関係なく、視神経がスクリーンに吸いこまれるように集中します。その結果、子どもの視神経は、ほぼ十五〜二十分で疲労してしまうのです。そして、テレビのスクリーンを注視する時間がさらに長くなると、視神経の疲労は全身疲労へと拡大します。

それに加えて、夕食の時間中もテレビをつけつづけている場合は、「ながら食」になり、当然のことながら、親とのことばによる交流はほとんどなしに等しくなってしまいます。

人間のことばの習得にいまだ至らない乳児期から、日常的に子どもの脳にテレビやビデオなどの人工音を入力させると、人工音に比べてはるかにやわらかい音質である人のことばが脳に入力されるのを困難にしてしまいます。たとえいかなる理由からでも、乳児期からテレビのある部屋で子どもを長時間すごさせることは、あってはならないのです。

テレビが発する音声は絶え間なく流され、それも物理音ですから、人の肉声よりも音質が高いのです。とくにコマーシャルの音声はさらに一段高く、子どもの聴覚にストレートに入力されていきます。これらの音声は、自動的に大脳の神経回路に蓄積されていくだけでなく、子ども自身が高い音質に慣れてしまい、物理音に比べてはるかに音質が低く、やわらかい人間のことばは入力されにくくなってしまいます。

人間の発する音声は、脳が生みだすことばであり自然音ですが、テレビなどの機器が発する音は人工音です。したがって、自然音（ことば）を理解、識別する能力が十二分に育っていないと、人工音を有意に処理する能力が育たなくなってしまうのです。

人のことばの発達は、人間それ自体から発せられる音声、表情、手ぶり、身ぶりなど、身体像言語の効果的な入力が統合的に可能にならない限り、ほとんどありえません。

言語（ことば）は、知覚、記憶、意識の認知機能と密接に結びついています。乳幼児期の子ども——とくに二歳ごろまで——にとって、ことばの発達に必要な外界からの言語情報は、人間が発する音声（自然音）であって、人工音ではありません。

また、「男の子はことばの出が遅い」ということをよく耳にしますが、実際には男の子であっても、ことばの出が遅いわけではありません。「口数は少ないけれども、理解言語は普通に育っているかどうか」という見方が必要です。発達小児科学を専門としている小児科医ならば、ことばの発達の遅れを主訴として来診された場合には、ことばの発達の遅れをもたらす主要な原因を追究するのが一般的ですが、残念なことに、発達小児科学を専門とする小児科医は、きわめて少数なのです。

創造性のある言語理解がなされているか

ことばの発達に遅れがあるということは、子どもの発達自体に遅れが存在することを意味します。前述したように、頸座・座位・立位・歩行といった、もっとも重要な発達の軸ともいうべき、基本的な運動機能（はたらき）に遅れ（不全）が存在すれば、ことばの発達はありえません。したがって、それに伴う原因を追究して、原因の改善や解決、除去を行わない限り、ことばの発達の遅れだけをなんとかすることはできないのです。

言語学の立場では、音声を聞くことや話すこと、手話を使うことは、基本的な言語能力です。しかし言語はあくまでも人間によってつくられ、人間によって用いられるものです。そして言語能力は、個人差はあっても創造的な性質をもっており、発達段階（年齢）に応じて思考・理解力の広がり、言語の増加、話しことばの拡大が見られるようになります。

乳幼児期の発達という視点から考えてみるならば、言語の獲得は、喃語から始語の出現、一語文、そして二語文、三語文、多語文というように、定まった発達の過程をとります。しかし正常な発達の軌道を歩んでいる子どもであっても、言語の獲得には個人差があります。正常な発達の軌道にある子どもが、言語の発達において見せる個人差は、話しことばというよりは、言語理解に顕著です。

幼児期における言語理解の低さは、三歳ごろから目立ってくるのですが、家庭や保育園などでは、話しことばが出ていれば、気にとめない場合がほとんどです。

私が研究のためにかかわっている保育園での保育指導の過程においてのことです。歩行のぎこちなさがある三歳半の男児に気づき、両手をもって名前を訊ねたところ、彼は自分の名前をいわず、目も合わせることなく、「僕のお名前は？」と、オウム返しに繰りかえすのでした。何度聴き返しても、同様だったのです。

担当保育士に、彼の日ごろの話しことばの状態について訊ねたところ、一人でいるときは、絶えずコマーシャルの音声を繰りかえしているとのことでしたが、母親は「いつもオウム返しですが、そのうちことばは出てくるでしょう」と、のんきに構えていました。

母子手帳を見せてもらったところ、彼は胎児仮死状態であったので、緊急帝王切開によって三十四週で生まれたことがわかりました。出生体重は一七〇〇グラムと低出生体重児で、かろうじて生命をとりとめたのだといいます。

その後、クリニックにおいて発達援助を試みており、ほぼ順調に発達の軌道を歩んでいます。しかし、この事例のように、子どもが三歳になってもオウム返しにしか声を発することがないにもかかわらず、そのうち普通に話せるようになるだろうと思いこんでいるケースは珍しくないのです。

人間の発することばは、本質的に人と人とが相互に用いることによって成り立ち、発達していくものです。ことばを聴くこと、話すことは、ことばを理解することと密接にかかわっているのです。

生まれつき備わっている言語機能

発達障害を有する子どもを連れて私のところにみえる親の一番の悩み・心配の種は、前述

ことばの主な機能

コミュニケーションの道具	人間だけが用いるもので、人とのコミュニケーションによってのみ発達する
思考の道具	遊具や道具を何かにみたて、独り言をいいながら遊んでいるのは、そのよい例（みたて遊びは2歳半～4歳ごろまでがもっとも盛ん）
人を動かす道具	子どもは、親や身近な人の注意や関心をひくための有効な手段として、ことばを使うことを覚える
感情表現の道具	喜怒哀楽など、感情をこまかく表現することができる
自我表出の手段	自分の存在を相手に伝え、よい人間関係をつくり、維持していくために必要なもの。あいさつなどは、それじたいは深い意味をもたないものの、人とのつきあいにおいて欠くことができない

上のことばの機能を伴う有意味語は、生後18カ月ごろから著しく増加し、満2歳（24か月）までには、平均的に約1000語を理解し、200語程度を日常的に使用するようになる。

しかし、ことばの発達には個人差があり、その点を理解しておくことが必要。幼児期の発達障害を有する子どもに共通して見られるのが、これらのことばの著しい弱さ、欠如である。

のとおり、我が子のことばの発達です。ことばといっても、具体的には〝話しことば〟の発達のことですが、親たちはことばが出てこない、話しことばが話せないという悩みを訴えられます。

私どもは、ことばの発達に的を絞ったプログラムはいっさい行っておらず、子どもの全体的な発達を願った援助プログラムを、長年にわたって展開してきました。障害を有し、言語の発達に課題をもっている子どもでも、長い時間をかけてクリニックに継続的に参加していると、徐々にではありますが、ほぼ例外なく日常生活において何の不自由もないほどのことばの発達が見られるようになります。これはなぜなのでしょうか。

私どもは、これまでの研究をとおして、言語は人間という種にとって固有のものであり、種に均一のものであると考えています。つまり、人間だけが言語の獲得を可能にする遺伝的に決定された生物学的機能を有しているということです。この機能を〝言語機能〟と呼んでいます。言語の獲得は遺伝的に決定された言語機能が関与しているという側面を〝言語獲得の生得性〟と呼ぶことがあります。つまり障害の有無にかかわらず、ことばの発達は生まれつきで遺伝的に（生得的に）その可能性を秘めているというわけです。ですから、生得的可能性をいかにして引き出すかということが、言語の発達の鍵となるのです。

人間は生まれつき言語機能が備わっているからこそ言語の獲得が可能となるのですから、

その言語機能には、獲得される言語についての情報があらかじめ盛り込まれているはずです。しかし、日本語や英語といった個別的言語そのものが言語機能に含まれているかというと、そうではありません。なぜなら、成長発達の過程において、何語の話者となるか、つまり何語の言語知識が生じるのかは、後天的に決定されるからです。

たとえば、両親がいずれも日本語話者であっても、何らかの事情によって、その子どもがスワヒリ語文化圏（主としてアフリカ・ケニア国）でスワヒリ語の音声を日常的に耳にしながら育つことになれば、その子どもはスワヒリ語話者となります。つまり、その子どもの脳内にスワヒリ語が生じるわけです。このように、その子どもに何語の言語知識が生じるかは経験——子どもが生後外界から取り入れる情報——により決定されるという側面を〝言語獲得の経験依存性〟と呼ぶことがあります。

このように言語獲得には、生得性と経験依存性の両面が認められます。子どもがことばを話せるようになるのは、言語の刺激（入力）と発語の行動（出力）の連合に基づく結果ではなく、脳には言語知識の原型がすでに存在しており、その変化によって言語獲得が生じたためと考える必要があります。

言語能力の本質は、言語知識の生得性にあるということは、音声や手話による母語の獲得が、文字や第二言語の学習に比べて、いかに短期間で容易に行われるかを見れば明らかです。

子どもは類推などの一般的な認知能力が未熟であるにもかかわらず、学校で習うような文法の知識を教わるわけでもないのに、四歳ごろには母語を巧みに操れるようになります。ただし、ここでいう遺伝的要因とは、「乳幼児が遺伝的に決定された人間のことばを理解し話す」という意味で、「日本人の遺伝子をもっているから日本語を話す」ということではありません。何語を話すかは、その環境からの経験によって決まりますが、経験は言語能力として考えれば副次的な要素にすぎません。

乳幼児の発達を成長と教育に分けて考えるならば、言語の獲得は、喃語から始語の発現、そして二語文というような成長の過程をとるのに対し、学習の過程は教育の仕方いかんで著しく変わります。

言語能力を発揮させるために

陣痛が生じてから長時間（四時間以上）にわたる微弱陣痛が胎児に影響することは前に述べましたが、私どもがかかわってきた発達障害を有する子どもの場合に限っても、微弱陣痛時間が八時間以上が圧倒的に多く、なかには二十三時間五十三分と長いケースもあり、この場合は、胎児仮死、重症新生児黄疸を伴っていました。また、乳児の発声を司るのは中枢神経系のはたらきですから、微弱陣痛による脳への酸素の供給低下が原因で運動神経野に麻痺が生じれば、言語音をつくりだすために音声器官の形を変えるはたらきが不全状態になるため、出生時の産声の欠如、弱さなどの症状が見られるのです。

クリニックにやってきた幼児期の子どもは、当初は言語能力の片鱗も見せないケースが大多数です。当然、成長過程で出る喃語も発しません。

クリニックの発達援助プログラムは、子どもが自発的に自己表現ができるようになることを期待して行っています。それは、それぞれの子どもが生得的に言語獲得の潜在的な力をもっていることを信じているからです。言語獲得の潜在性を確かめるために、私どもは子どもの両手に刺激を与えています。刺激の与え方はいろいろな方法がありますが、設定された発達援助プログラムの過程で行われるとともに、家庭での仕方も親に伝えます。

一歳十か月になった男児は、手を触らせない、握らせない、人には近寄らない、目を合わせないなど、小児早期自閉症の症状を示し、言語については無語状態でした。彼が初めて参加した四泊五日のクリニックでは、担当の女性がやっとの思いで三日目に手と手の接触に成功しましたが、クリニックの後、母親との手による接触は一日以上経っても成り立ちませんでした。しかし、私どもは彼との直接的な接触ができなければ発達は全く期待できないことを母親に伝え、ともかく手と手の接触を試みるようにお願いしました。

クリニック後、三か月目に入って、何とか手と手による接触が成功し、母親が彼の手をもって散歩にも行けるようになりました。その後、手による接触が進むうちに笑顔を示すようになり、母親の目も見るようになったとのことです。恐らく母親の手による刺激が中枢神経系の一つの部位である小脳を刺激して感情が生じ、その生じた感情が笑顔となって表れたのではないでしょうか。小脳は感情、思考、理解、判断のはたらきをしますので、母親の愛情のこもった手による刺激が小脳に届き、笑顔という感情表出となったのでしょう。

当初は感情をこめた言語の表出ができなかった子どもたちが、三、四年かけることによって感情表現を伴う言語能力が急速に発達するのを、私はクリニックで見てきました。子どもたちはそれぞれ言語能力の生得性を活かし、言語能力を発揮しはじめるのです。

親子関係とことばの発達

人が生得的能力としての言語機能を有しているからといって、だれもが言語能力を機能化（はたらきの実現）できるのかというと、成長の過程における個人差も少なくありません。子どもの発達は、幼児期後半ごろ（三～五歳）から、かなりの個人差が生じてきますが、それだけに、私どもは四歳未満までの来診を願ってきました。まさに発達障害の早期発見と早期治療です。

私どもは言語療法は行わず、障害を有する子どもが顕著に示すコミュニケーション障害・不全について、もっぱらかかわることにしてきました。

人間の存在はあらゆる点でコミュニケーションのはたらき（機能）によって成り立っています。そしてコミュニケーションの基礎能力は母子関係の成立・充実によって養われていきます。事例として紹介してきた子どもたちは、例外なく、子どもとのコミュニケーションのとり方を学んだ母親たちの努力によって、かなり時間を要しましたが、自然体で言語能力を発揮したのです。

現在十二歳の男児の場合は、私が彼と出会った四歳当時は、建設機械に強い固執性を見せる重い自閉症であり、母親を含め全く人との関係がとれず、四、五語の単語、それもテレビのコマーシャルを口にするくらいでした。二年以上に及ぶ母子関係づくりの過程において、著しく言語能力が発達し、八歳になったころから、ことばによる表現能力は何不自由なく発達し、小学校三年のときには、ほかの子どもたちとの交流も、言語を交じえて十分できるようになりました。彼のような言語を含めた全体的な発達は、母子関係が成立してきた子どもたちに共通して見られることです。

私は子どもたちの親に対して、親子関係づくり、とくに母子関係づくりについて時間をじっくりかけながら説明し、さらに相談や助言も行っています。またクリニック中に行われる親のクリニック（勉強会）では、経験豊かな母親の話、また参加して間もない母親からの母子関係づくりの体験を語ってもらい、親同士の情報交換も行っています。親のなかには会合が終わった後に体験を話された母親と個別的に会い、互いに学び合っている人もいます。しかし、いまだ子どもの言語発達について不安をもった母親が少なくないので、クリニック以外の場で、多少専門的になるのですが、解説を試みています。

子どもの生得的な発達の能力を活かすのが、子どもにとって最も身近な母親と家庭環境であり、クリニックは、とくに母親と連携して成り立っているのです。

Ⅳ

中枢神経系の活性化をめざして

身体接触により引き出される対人意識

これまで繰りかえし述べてきたように、発達障害を有する子どもとの初期のかかわりにおいて、身体接触は発達を拓くもっとも重要な援助法の一つです。ことに手と手との接触は、子どもの成長・発達にとってたいへん効果的に触覚を刺激し、皮膚感覚から入力された接触刺激は、視覚、聴覚などの感覚器官に伝達され、これらの感覚器官のはたらきをも活性化します。

私はこれまで数人の視覚障害のある子どもとかかわってきましたが、彼らとは、主として手と手による身体接触を伴うプログラムをとおしてふれあってきました。

身体的接触を基本とした発達プログラムの過程において、子どもとの情緒的な人間関係が次第につくられていきます。しかし、そこに至るまでには数か月のみならず、一年以上かかる場合も多く、子どもによっては二年以上もの時間を要したケースもあります。

九歳になる男児の例を紹介します。彼は重い発達障害を有し、人との身体的接触もまったくおぼつかない状態にありました。室内を走り回る元気はあるものの、人を意識することはありません。ことばは無語状態で「アー」という音声を発するのみ、まったく発達していません。また親とのコミュニケーションも不可能の状態にあり、母親は彼と一緒にいるときは、彼を丸ごと抱きかかえるようにしていました。

初回のクリニックのときから、彼の担当の男性スタッフは、母親のかたわらに座っている彼の両手を軽く握り、リズムをかけながらかかわりをもちました。もちろんその接触に対し、彼からの反応はありません。それでも数時間、スタッフは彼との手による接触を続けました。そして、少し休息をとろうと接触を休止したところ、驚くことが起こりました。彼がスタッフのほうへ向けて両手を差しだし、接触を求めたのです。

スタッフはすぐさま彼の両手をしっかりもって、手による接触を再開しました。このときから、スタッフと彼との交流がはじまったともいえます。実際、彼はこのときを境に、スタッフの顔をじっと見つめるようになり、同時に、なんともいえぬ笑みを見せるようになったのです。

目と目が合い、笑みを見せるという状態とともに、子どものほうから接触を求め、しっかりとスタッフの手を握りしめる状態に至ったときに、次のステップとして、私は子どもの左手の親指と人差し指のつけ根をもって散策的に歩く「歩行プログラム」を用意します。

この歩行プログラムの目標は、母親あるいは父親です。子どものほんの二、三メートル先に母親が立って、母親のところに至ったさいには、まず母親が両手で子どもを抱きしめ、そして子どもの両手をしっかり握って、子どもに対面するようにします。

このような親子関係づくりを繰りかえしながら、徐々に子どもが母親に到達する過程に、両脚を意識して用いなければ到達できないような「意識歩行プログラム」を準備します。単に歩行するのではなく、次第に両脚を左右交互に前方へ出せるように援助するのです。

子ども自身が、左右交互に両脚を前方へ出して移動する状態に至ったとき、子どもは自分の両脚の先端を目で追い、接地するのをしっかりと確認しています。つまりそれは、自分の身体部位の操作が可能になってきたということを意味するのです。

実際、障害の程度に関係なく、子どもは身体接触が可能になればなるほど、対人意識が芽生えてきて、これまで継続的にかかわってきた人のもとへ自ら出向いて接触を求めようとし、さらになんらかのかかわりを求めるものなのです。

自我意識がはたらく身体的バランス・リズム

子どもがもっとも多く求めるかかわりの一つに、「対面」で両手をもちあって行う、身体的リズム運動があります。これは、身体全体を上下に動かすリズム運動であり、正常な発達曲線をたどる過程において、歩行の自立などが確立するにしたがって発現する粗大運動です。

粗大運動の発達は人間の行動のすべての基盤となるだけに、発達の重要な指標になります。発達障害を有する子どもの大多数は、中枢神経系のはたらきになんらかの障害・不全が存在するために、なかなか身体的リズム協応をとるのがむずかしく、とくに脳性麻痺の子どもは、歩行が可能になっても、身体的バランス・リズム協応をとることが困難です。

身体的バランス・リズム運動は、子ども自身の意識が強く働く随意運動であり、そのはたらきは中枢神経系（とくに小脳や大脳基底核、脊髄が関与）に全面的に依存しています。

クリニックに参加した発達障害の子どもの多くは、対人接触が発展するにしたがい、身体全体を調整することができるようになり、身体運動協応も可能になってきます。そして、それに伴って、その子どもなりの発達が発現します。子どもは、身体的バランス・リズム協応をとることによって、おのずと成長・発達も可能になり、生活活動体となることができるのです。

バランス・リズムのなかで、子どもの発達にとってもっとも重要なのは、両脚のバランス・リズムです。両脚でのバランス・リズム協応がとれるようになると、上肢・頭部を含めた身体諸機能のバランス・リズム協応もとれるようになります。食物を咀嚼するのも、両脚のバランス・リズム協応が成立しない限りむずかしいのです。咀嚼もまた、りっぱなリズム協応運動なのです。

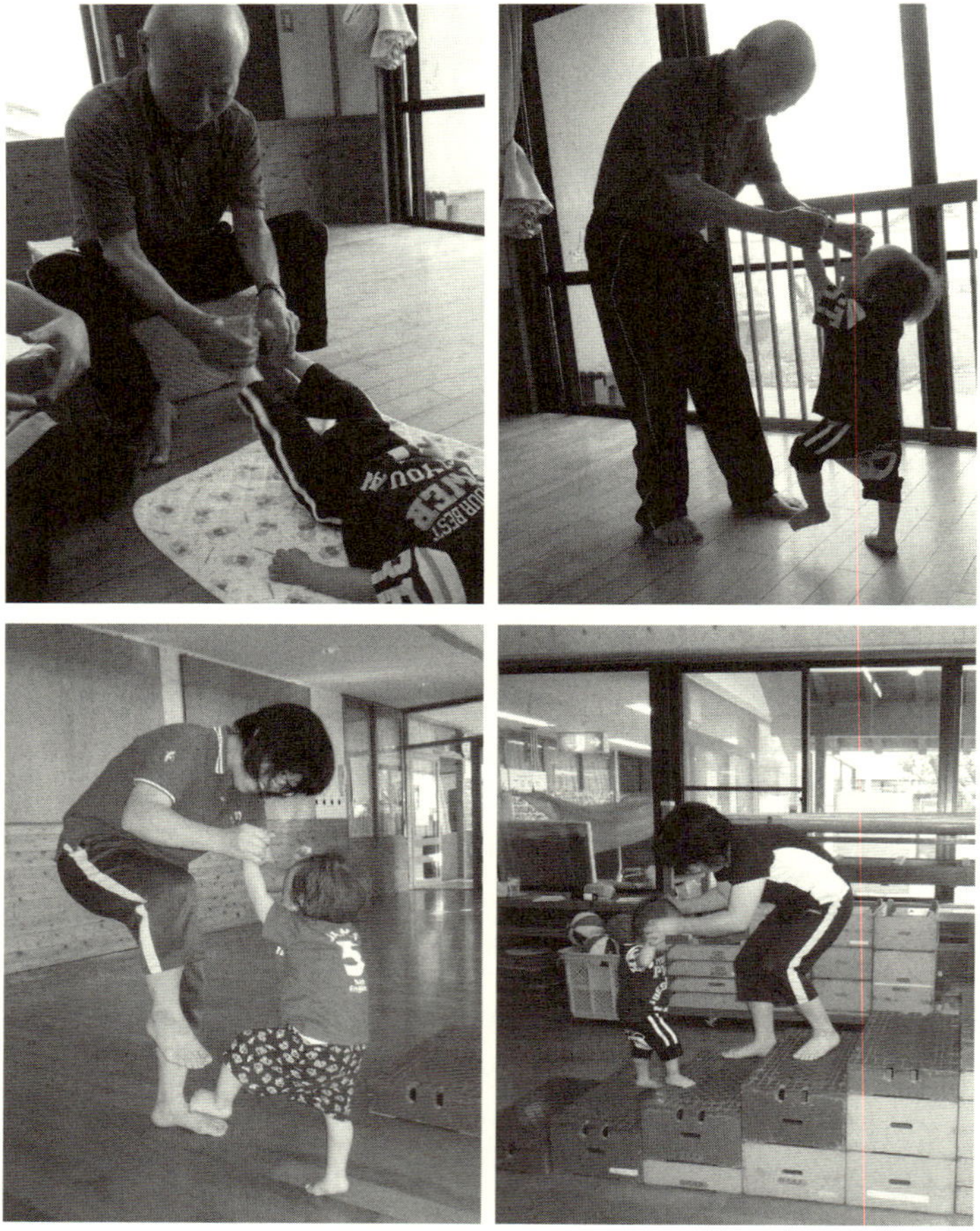

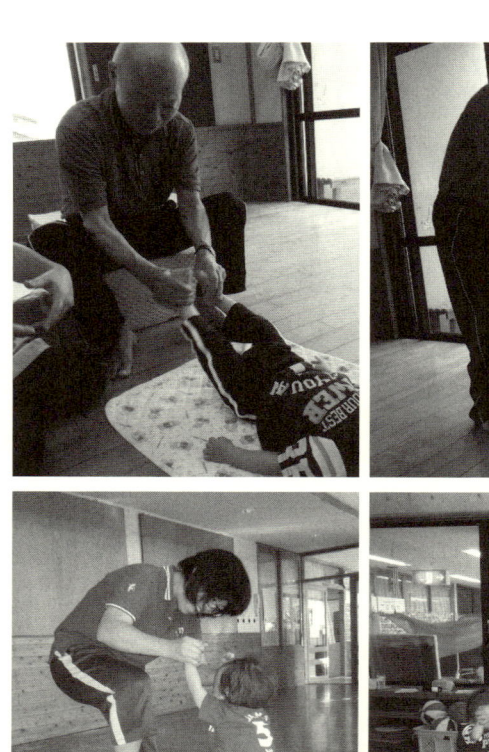

１歳10か月の脳性麻痺の男児のクリニック初日の様子
立てずに座ったままであったが、両脚の土踏まずを親指で
押すようにしながら屈伸運動を行った結果、その日の内に
支えれば立てるようになり、脚も上がるようになった

人間は、下肢を用い身体全体を調整することによって生存しています。そのため、両脚を曲げるだけではなく、下肢でバランス・リズムをとるという調整機能が、全体的発達の基礎になるのです。

両脚によるバランス・リズム協応がとれない限り、人はほとんど生活活動を営むことはできません。少なくとも、独力で生存することは不可能です。そして、身体全体、とくに下肢によるバランス・リズム協応不全が長期化すればするほど、身体機能は弱体化してしまいます。

発達障害を有する子どもとの身体的接触が可能になり、彼らの両手を対面で支持できるようになっても、ここで次なる課題に直面します。私が、対面的立位の状態で、上下にバランス・リズムを伴って彼らを跳躍させようと試みても、彼らの両脚のひざ関節はほとんど屈曲しません。つまり、身体全体が棒様の状態を示すので、ひざ関節の屈曲を伴うことによって可能になるバランス・リズム協応が成立しないのです。脳性麻痺のように、中枢神経系に非進行性の麻痺が存在するために、ひざ関節にとどまらず、上肢、両脚ともに、柔軟な屈曲運動をすることがむずかしいのです。

私はこれまで、子どもと直接かかわる担当者（スタッフ）、親など身近な人との愛着的信頼関係の構築を強調してきました。愛着的信頼関係が成立したかどうかは、子どもの側からの反応で、その確かさが分かります。このような関係が成立すると、どんなに重い障害のある子どもでも、その人の目を見つめ、手を差しだすなど、その人とのかかわりを求めようとする動きを起こします。

ともかく、子どもとかかわっている人とよい関係が成立するにしたがって、子どもの身体的接触を伴う移動、姿勢、動作など、身体全体の調整運動（バランス・リズム協応、屈伸など）が確実に見えるようになります。このような身体の調整運動を司《つかさど》るのは、小脳、脊髄のはたらきです。

下肢の運動機能障害に対処した発達援助

これまでの発達障害の臨床研究において、私が直接的にかかわった脳性麻痺の子どもは、ほかの発達障害を有する子どもに比べて少ないのですが、彼らの初診時の年齢は、ほとんどが四歳以降であり、運動発達では、歩行の自立は見られず、座位の状態にとどまっている子どもたちが大半でした。

脳性麻痺とは、多様な脳性障害を有し、そのなかでもとくに運動機能障害の症状が前面にある症例です。また、言語障害や成長障害、知的障害などを合併しているケースも少なくありません。

他方、脳性麻痺以外の発達障害を有する子どもの多くは、クリニックに参加している子どもたちにかぎっていえば、明らかに「ぎこちなさ」「バランス・リズム（平衡感覚）障害」などがあり、肢体巧緻性《したいこうびせい》（肢体のこまやかな身体調整機能）から見れば、両脚、とくに片脚に、軽度の麻痺に基づくぎこちなさのような状態がしばしば見られます。しかし親の多くは、我が子の肢体巧緻性に軽度、または微細な運動障害が存在しているとは気づかないばかりか、思ってすらいません。

このように、運動発達の立場から見ると、私のクリニックに参加している子どもたちには、歩行が困難な重度の脳性麻痺から、発達障害を有する子どもがもつ軽い運動機能障害までが存在することになります。

彼らの示す中枢神経系障害の様態は、彼ら一人ひとりの生育歴における運動発達の状態と密接にかかわっていると考えられるのですが、とくに歩行の自立の時期が生後十五か月以降になるほど、下肢に運動機能障害が見られるケースが少なくありません。具体的には、身体全体の調整をとることができず、不器用さやぎこちなさが顕著で、上肢、下肢ともに「バランス・リズム協応」の欠如、弱さが見られます。

私は臨床研究をはじめたころから、一貫して発達障害の主たる要素は、程度の差はあって

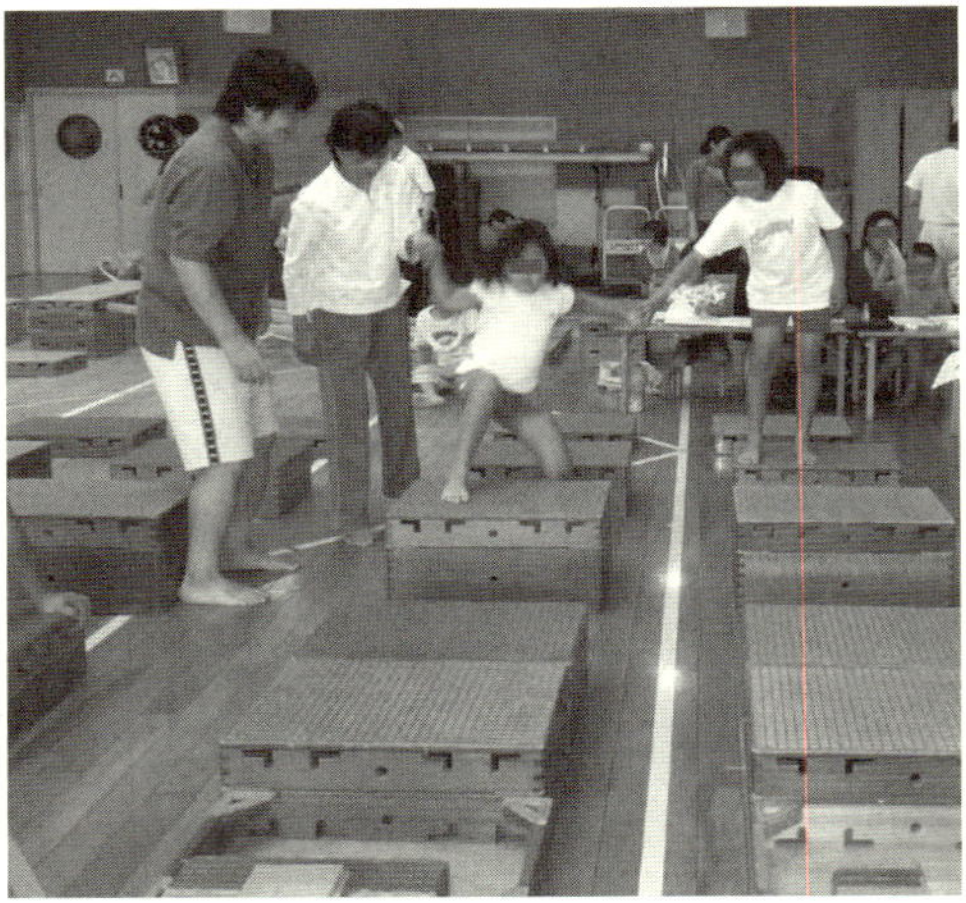

巧技台を使っての平行移動運動のプログラム例

も、運動機能障害ではないかと考えており、それゆえ初期のクリニックから、子ども一人ひとりが示す運動形態（動作、姿勢など）を、時間をかけて観察することにしてきました。

初期段階では、とくに下肢の状態と両脚の動きをじっくり見ます。まず、移動用の巧技台を使い、平行移動運動のプログラムを設定します。巧技台は約五〇センチ間隔ごとに設置し、それを子どもは五、六台をまたぐようにして平行に移動します。そのさい、子どもの片手、あるいは両手を支えながら前方に移動するよう誘導します。

発達障害を有する子どもの移動のさいの両脚の動きを観察すると、最初は、次の巧技台へと両脚を移動する様子は、まったくといっていいほど見られません。台と台の間に両脚を入れてしまい、そこから巧技台に両脚をのせます。移動にあたっては、「導入」をはかるのですが、子どもによっては、両脚を支えて移動させなければ、なかなか動きを見せません。床

運動	反射運動	自己の意思によらない、あるいは無関係な運動	脳に情報が送られず、刺激に対する反応として無意識の内に起こる（脊髄反射）。熱いものに手や足が触れたとき、瞬間的に手足を熱いものから遠ざけるような動きをいう
	随意運動	自己の意思、あるいは意図に基づく運動	歩く、走る、跳ぶ、ボールを投げる、まりつき、水泳、自転車に乗る等々、起きているときに自分の思いどおりに体を動かすほとんどの運動をいう

子どもが成長するにつれて、反射運動が減り、随意運動が増える。随意運動は、皮膚、目、耳などの感覚器、中枢神経系、筋肉と骨の三つの働きが協力しあって、初めて可能になる

上を平行移動する場合には、ほとんどの子どもが応じますが、台から台へと移動するなどの課題を設定すると、行動を起こす様子をほとんど示さないのです。

平行移動運動である歩行は、系統発生的運動です。系統発生的運動とは、摂食や歩行、生殖などの、いわゆる本能的な行動、すなわち生得的行動を意味します。定型的な運動パターンをもち、私たちの祖先から受け継がれてきた、遺伝子に組みこまれたものです。

しかし、系統発生的運動である移動運動であっても、学習によらなければ成り立たない運動形態があります。学習によって成り立つ運動形態とは、肢体巧緻運動、自転車漕ぎ、なわとび、球技などの随意運動です。

すでに述べたように、随意運動は、子ども

の自我意識が芽生えない限り発現は困難です。大多数の発達障害の子どもは自我意識の欠如や弱さがあります。なので、自我意識が育っていなければ達成できないように設定された身体移動プログラムには、協応できないのです。

設定された身体移動プログラムに次第に応じるようになるのは、子どもとの人間関係づくりにかかわってきた人との愛着関係が築かれはじめた子どもに限られます。身近な人との愛着関係が芽生えはじめると、子どものほうから愛着の対象となる人を求め、行動をともにしようという動きが出現するからです。

片脚の硬直やぎこちなさに見る課題

自閉症と診断され、三歳のときからクリニックに参加しているA君は、出生時の状態は良好であったのですが、頸座の時期が生後約四か月、座位の時期が生後約八か月、歩行（立位）の時期が生後約十七か月と、明らかに運動発達の遅れがありました。

しかしクリニックに参加して一年半がたったころには、対人関係もよくとれるようになり、自閉症特有の「オウム返し」も消失して、二語文を発するようにもなっていきました。

ところが、同じように自閉症と診断されて、やはり同じ年ごろにクリニックに参加していたB君が、A君よりも発達状況が低い状態にあったにもかかわらず、飛躍的な伸びを見せはじめたのです。

A君の父親は、ふたりが同じ場でともにプログラムに参加していたこともあって、発達の差に気づき、そのことで私に相談にみえました。私もそのことには気づいていたので、さらにA君のプログラム参加時の状態を観察すると、初回面接時より把握していた左脚の動きの硬さ、ぎこちなさに加え、移動のさいに、先行する右脚に引きずられるようなかたちで左脚を前方へ運ぶ様態が、A君の発達の進展を妨げているのではないか、と考えました。そしてさっそく、それに対応する発達プログラムを用意することにしました。

A君にかぎらず、発達障害を有する子どもにほぼ共通して見られる「片脚の硬さ・ぎこちなさ」は、歩行運動のさいに散見されます。意識的な歩行は「自発」運動の一つです。歩行、そして走行は、ともに一般的な「粗大運動」であり、これらは知覚との協応によって成り立ちます。したがって、子どもがこれらの移動運動を行うには、何のために歩行し、または走行するのかという思考が生じない限り、歩行・走行運動は開始されません。

子どもは特定の目標に向かって歩行または走行運動を進め、その目標をいかにして達成するかという知覚情報を認知しなければなりません。目標達成のためには、どのような運動形態・姿勢をとる必要があるかについて、「学習する」ことが求められるのです。

Ａ君の両脚のバランス・リズム協応を試みたところ、なかなか協応がとれませんでした。それは、右脚は接地のさいに、ひざ、足、股関節の屈曲が可能なのに対し、左脚は、ほんのわずかな屈曲のみにとどまっているところに原因がありました。

そこで、左脚の屈曲がいくらかでも可能になれば、よりプログラムへの参加がスムーズになり、発達促進につながるのではないかと考え、新たにＡ君のために次のような点に留意したプログラムを用意しました。

右脚の動きにはまったく問題がないので、右脚を軸として、①左脚を前に伸ばし、接地ができるように試みた。②接地後、体重の重みをやわらげるために、ひざ、両脚の関節がわずかに屈曲するようにした。③左脚が再び伸展し、身体を前方へ押しだすようにした。

①〜③の実施にさいしては、側面的な介助を行ったものの、二時間におよぶプログラム過程の後半、Ａ君は①〜③について自発的に行うようになりました。その結果、両脚を交互に前方に出して移動時間を短縮できるようにもなり、目標達成に必要な身体的調整・姿勢をとることも可能になってきたのです。

その後、二日間このプログラムの過程におけるＡ君の身体運動の様態を観察したところ、身体的バランス・リズム協応、身体的動作、姿勢協応が以前に比して、より良好な状態を示していることが分かりました。もっとも、このような結果が得られたのも、Ａ君の意欲的な取り組みによるところが大きいのです。

A君は、まだ左脚の動きにわずかなぎこちなさが見られるものの、バランス・リズム協応を土台とした身体運動調整が次第にとれるようになり、それに伴って、発達状態も正常な曲線を少しずつではありますが、描くようになったといえます。

バランス・リズム協応こそ発達の要

バランス・リズム協応は、バランス協応とリズム協応から成り立ちます。そして、まずバランス協応が少しでも可能にならないと、リズム協応は成り立たちません。つまり、リズム協応はバランス協応の上に成立しているのです。

リズム協応には、運動リズム、聴覚リズム、視覚リズムの三つがあり、これらの三つのリズムを相互に統合させることによって、人は生きています。そして、これら三つのリズム協応が統合的になされることによって、知覚リズムが可能になり、発達、とくに知的発達が促進されるのです。なかでも、運動のリズム協応が成り立たないと、聴覚リズム、視覚リズム協応は低下し、その結果、発達は鈍ってしまいます。

発達障害を有する子どもの大多数は中枢神経系に障害・不全が存在するため身体的バラン

ス・リズムがとれず、神経伝達機能が作動しにくいのです。手などでバランスよくリズムをかけることによって生じた感覚刺激は、筋肉神経系に伝わって神経回路に入力され、人間の情報処理センターである脳幹で処理されて、必要に応じて筋肉神経系をとおして出力（表現）されます。出力するにもバランス・リズムが必要です。

運動神経はリズムによってそのはたらきが可能となります。それゆえに、リズムをとれないことは、運動神経の機能化がむずかしいということです。発達障害の子どもの多くは安定したリズム・パターンがとれません。一定の拍子でリズムをとるようにしても、すぐさま拍子は不規則で不安定なものになってしまいます。

身体は基本的には運動リズムによって筋肉神経系、内臓諸器官の成長・強化がはかられていくので、たとえば日常的に運動不足に陥ると、筋肉は弱化します。筋肉が弱いと固くなりやすく、筋肉内を通っている神経・血管を圧迫することから、血流を悪化させ、血液に含まれている栄養・酸素は全身への供給能力を低下させます。結果として、身体のだるさ、無気力など、心身ともに虚弱化への道をたどるだけでなく、病気を跳ね返そうとする抗病力（生体防衛力）や、環境への適応力が弱い子どもになってしまいます。発達クリニックに初めてきた発達障害の子どものほとんどに、心身の虚弱状態が見られました。彼らは発達段階に応じた運動機能はほとんど有しておらず、生物体として弱体でした。

私は、子どもの健康な身体づくりを基本とすることで、健康が増進され、それによって障害を克服していくことが可能であると考えています。

下肢を中心とした継続的リズム協応が可能になってくると、全身のリズム協応へと発展していくことが期待されます。つまり、リズム協応が発展していくことは、中枢神経系の働きが可能になってきたことを意味します。だからこそリズム協応が子どもの発達の中心的要素だといわれるのです。子どもの発達を促進する最も重要な要素がリズム協応なのです。

脳性麻痺の子どもには程度の差こそあれ、運動機能の障害・不全が存在します。また、その原因・障害要素については、医学的究明を含めた研究が十分になされているだけに、個々の子どもについての治療の限界が示されやすいのです。

しかし、自我意識が育っている脳性麻痺の子どもの多くは、運動機能障害があるゆえに歩行が不可能に近い状態にあるにもかかわらず、歩けるようになりたいという強い願望を表明します。

これまでに私がかかわってきた脳性麻痺の子どもは、生涯、歩行はできないとの診断を少なくとも一度は受けており、それでも歩けるようになりたいという彼らの願望に対し、親がなんとか応えたいと考えて私の元を訪れた経緯があります。歩行不可能という診断は、おそらくは脳性麻痺の原因に基づいてなされたものだと推測できるのですが、彼らは座位がとれ、知的発達の障害もほとんどない場合が少なくありません。

そこで私は、脳性麻痺の臨床研究の初期段階で、次のような仮説を立てました。たとえ歩行の自立が困難であっても、固定したイスや台の上で座位の状態のまま両脚を伸展、屈曲させることによって接地が可能になれば、両脚を用いたバランス・リズム協応も可能になり、上肢のバランス・リズム協応へと連動するのではないか――。そして、この仮説は「現実」のものとなりました。これまで私がかかわってきたすべての脳性麻痺の子どもが、松葉づえなどの補助具を使えば歩行可能となったのです。

もちろん、歩行の自立が困難な脳性麻痺の子どもが歩けるようになるという保証は、どこにも存在しないということは、私自身も十分、承知しています。しかし、たとえ非進行性の運動機能障害が存在していても、両脚を中心としたバランス・リズム協応から身体部位相互の協応的バランス・リズムの可能性が見えてくることを、長年の臨床研究をとおして確信しています。

バランス・リズム協応が可能になることは、身体全体を支えている中枢神経系のはたらきが可能になることを意味しています。子どもの発達を促進するもっとも重要な要素が、バランス・リズム協応なのです。

本当に自閉症の治療法はないのか？

脳性麻痺の子どもに対し、自我意識・対人意識の弱い発達障害を有する子どもは、歩行は可能であっても、無目的に動き、運動リズムをはじめとする三つのリズム協応も、ほとんどとることができません。そこで私は、脳性麻痺の子どもに処遇してきた発達援助プログラムを、ほかの発達障害の子どものためのプログラムにもとりいれました。すると、徐々にその成果が見えはじめたのです。

これまでの臨床研究において、自閉症状が著しく軽減した子どもは、クリニックに三、四歳ごろにきた子どもに集中しています。五歳以上の子どもは、自閉症状がほとんど軽減するまでに、平均二、三年を要しています。

継続してクリニックに参加してきた自閉症状を有する子どもは、ほぼ自閉症を克服してきたといえます。

たとえば、四歳ごろに重度自閉症と診断された女児で、現在九歳になった子どもの場合、通院していた医療機関において「生涯治ることがない自閉症」と診断されました。

彼女は、来診時には五歳であり、その後、現在に至るまでクリニックに参加しています。

最初の一年は、クリニック会場から自由に出られないため、パニック様に泣きさけびながら、会場を出ようとして走り回るという超多動ぶりを示しつづけました。

手による接触はほとんど不可能であり、母親が子どもの身体を抱えこむ以外に、多動を制止する手立てはありませんでした。私は、涙と汗まみれで子どもを抱えこんだ母親に、子どもの手をしっかりと握るよう、そばから助言しましたが、子どもは手による接触をまったく受けつけようとしませんでした。

私はただ、このような状態であっても、クリニックに続けて来てほしい、クリニックに来るごとに、必ず光はさしてくるので、といって励ますしかありませんでした。一緒にクリニックに参加していた父親にも、母親と女児を支えてほしい旨、協力を求めました。

多動状態を示す子どもに対して、母親は身体ごと抱きこむようにして抑えているケースが一般的です。母親が抱きこむと、しばらくは落ち着き、母親の胸のなかに顔を埋め、子どもによっては顔を埋めたまま寝入ることもあります。

しかし、母親にしっかりと抱かれていても、健常児のように母親の顔をときおり見上げ、手で母親を探って母親の手に接するようなことは、ほとんどありません。ただ、母親が身につけているイヤリングやネックレスを、手でさわりながら注視することは結構みられます。これは、光るものへの自動的反応という自閉症状の一つです。

彼女も、クリニックに参加して約一年間は、多動状態を示すとき以外は、母親のひざに座り、母親のネックレスにさわりつづけている状態でした。母親から離してプログラムに導入を試みると、プログラムのスタートの段階で母親の手を振りきり、会場をパニック様に走りだします。

そこで、母親のところには、ネックレスなどにさわるためにやってくるので、きたときには彼女の身体を抱きこまず、両手で彼女の両手をしっかりと振りきられないように支え、母親と対面できるように座らせるよう試みました。

またクリニック中、母親にはネックレスなど、子どもが固執するものはいっさい身につけないようにしてもらい、ともかく母親と彼女との手と手による関係づくりを行ったのです。

手と手による関係づくりは父親、小学校五年の兄と、家族ぐるみで行い、家庭での実践にもつなげました。家庭での効果をあげるためにも、兄のクリニックへの参加もお願いしました。その結果、兄がクリニックにおいて彼女とよくかかわるので、抱きこまないことと、手と手のかかわりの必要性について説明し、実践してもらうことにしました。

母親、父親、兄、スタッフのチームプレーによって、手と手による接触関係づくりを発達プログラムの過程において積み重ねた結果、二年目のクリニックで、彼女に発達的変化が見えはじめたのです。

彼女の場合は、移動運動をスムーズに行うことができたので、意識歩行や両脚の垂直跳び（ジャンプ）などの身体調整機能の発達プログラムへと一つひとつ移行していきました。

私どもは、個々の子どもの状態に応じて発達プログラムを処方しますが、来診する子ども全員に対しては必ず、基本プログラムとして、歩行を含む身体調整のためのプログラムを行うようにしています。この身体調整のための基本プログラムは、中枢神経系の機能化（はたらき）の可能性を探る方法です。そして、これらの基本プログラムを土台として、子どもの発達促進に必要とされるプログラムの関連づけを行っていきます。

彼女の場合も、設定された新しいプログラムを次々に経験しながら、着実な発達を見せていきました。六歳になって小学校の特別支援学級にはいっても、両親は彼女のさらなる発達をめざし、クリニックに参加しつづけました。そして三年目の二月ごろ、彼女の在籍する小学校から依頼され「発達所見書」を提出し、これに基づいて普通学級への移行が決まりました。現在では、学力も学校生活への適応も良好で、発達も順調です。

正常なことばの発達とは

私がかかわってきた子どもたちの親の大多数の主訴は、「ことばの発達の遅れ」でした。

しかし、これまで述べてきたように、ことばの発達の遅れだけということはありえず、実際にほとんどのケースで、全体的な発達の遅れが示されています。

全体的な発達の遅れが示されるのは、周産期および乳児全般にわたって、人の成長・発達にとって必要不可欠な発達要件が、臨界期に出現していないケースに多いのです。ことばの発達に遅れを示す場合は、全体の発達に大きな影響をおよぼす運動機能の発達が、臨界期を超えているケースがほとんどです。

運動機能は、身体全体の受容器（刺激を受け取る感覚器官）から効果器（反応となって表れる筋肉などの器官）へと、刺激の橋渡しをする中枢神経系（大脳－脳幹－小脳－脊髄の相互作用）を支えており、中枢神経系の成熟と密接にかかわっています。幼児期に発達障害と診断された子どもが、正常な発達の軌道に乗れず、年を重ねるごとに障害が深化していくのは、中枢神経系のはたらきが弱体化していくからにほかなりません。どのような援助を受けても、中枢神経系の全体的なはたらきが作動しない限り、発達を望むことはむずかしいといえます。

単に歩いたり走ったりする系統発生的な運動行動（本能的・生得的運動）と違い、中枢神経系のはたらきは、意識的かつ目的運動である随意運動が可能にならない限り、なかなか作動しません。したがって、ことばの発達も困難なのです。

ことばの正常な発達は、知覚・記憶・意識の認知機能と密接に結びついています。乳児から正常な発達を歩んでいる子どもの場合には、生得性（生まれつき）と良好な育児環境との相互作用によって、四歳ごろまでには思考・理解を基本とした言語（内言語）に基づいて、三語文、多語文による表出言語（話しことば）が著しく発達します。

とくに、考えてものを言うことばには、日常的に「何か」「だれ」「どこ」「なぜ、どうして」「いつ」「どっち」などの疑問代名詞、「～と～」「そして」などの接続詞の使用が多く含まれています。これらの疑問代名詞や接続詞は二歳ごろから頻繁に表出されます。

ことばの発達の遅れを伴う子どもは、日常的にことばを発するようになっても、疑問代名詞や接続詞を用いることがなかなか困難です。疑問代名詞、接続詞を用いることができるほど、思考・理解力など、知的能力の発達が期待できるのです。

発達経験を関連づけていく大切さ

クリニックにおけるプログラムは、子どもの①思考、②理解、③判断、④評価などの能力を、いかに育てるかということに重点をおいています。これらを総合的に発揮することによって、発達に必要な経験をすることができるのであり、またその発達経験を、しっかりと神経回路におさめておくことが可能になるのです。これが「記憶」です。

単なる物憶えは記憶とはいいません。また、記憶することができても、次の発達経験のさいに思い起こされ、新しい経験に関連づけされていくことが、発達には欠かせないのです。

日本は先進国のなかでも学力の低下現象が著しく、学力の低下現象に歯止めがかかりません（ユネスコ、文部科学省の見解）。いったい、この現象はなぜ生じるのでしょうか。

それは、保育や教育の質の低下はさることながら、家庭の機能低下も根底にあると考えられます。つまり、乳幼児期から人とのコミュニケーション能力が育てられていないこと、日常生活でしつけが不足あるいは欠如していることなど、主として家庭環境のあり方です。加えて、保育施設などにおける発達行動の慢性的経験不足もあげられます。このような家庭と保育施設での保育機能不全が、学力低下（とくに基礎学力低下）を生みだす素因となっていると考えられます。

子どもの発達にとって、日常的に子どもと密接にかかわっている環境の影響ははかりしれません。とくに人的環境というべき、親・保育者の影響は絶大です。

人間の行動は、人と環境との関数によって決まります。学力を身につけるのに必要な能力の基礎は五歳ごろまでに育成され、基礎能力は三歳ごろまでに育成されます。

ですから、三歳になったから、五歳になったからと、急に子どもの能力育成に力をいれても、ほとんど効果は見られません。年長児（五、六歳）になってから文字や数字を教えこんでも、発達にはほとんどつながらないばかりか、子どもの学習意欲の低下につながるだけです。子どもの能力というのは、子どもの発達に貢献する力そのものなのです。

障害を有している子どもは、発達に必要な力が乳幼児期に育てられていないため、発達が滞ってしまいます。確かに、クリニックに来て短期間（一年ほど）に、著しく変化を見せた子どももいます。つまり親にとって、待ちに待ったことばを発するようになった子どもです。

しかし親はそこで安心してしまい、再びテレビやおもちゃを与えるようになった結果、夜更かしなどで生活リズムを狂わせてしまい、発達が逆戻りしたケースも少なくありません。生後二、三年にわたって発達上の障害・不全が存在していたということは、ことばが表出されたからといっても、障害がなおった、とはいいがたいのです。

長い人生を自立的に歩む能力（知的能力を含む）の基盤は、ほぼ五歳ごろまでに形成されるのですから、乳幼児期から発達障害の症状が見られた場合には、それらの症状が消失し、人とのコミュニケーション能力を含め、年齢に相応した発達的行動がとれるようになるまでは、気を抜いてはならないのです。

認知過程と親子の心の交流

親が切実に願っている子どものことばの発達は、子どもが発達障害を有している限り、いかなる方法を用いても困難です。本来、ことばの発達が潜在的能力としてあっても、中枢神経系の障害・不全が存在すれば、潜在的能力は発揮されがたいからです。

私は、長年の臨床研究の過程において、人間の発達には、障害の有無にかかわらず、初期の母子関係が欠かせないとの信念をもってやってきました。母子関係の成立が、子どもの発達の重要な要素であることについては、国際的にも数多くの研究がなされています。私の臨床研究においては、母子関係がまったく不全の状態にある発達障害を有する子どもを数多く受け入れてきましたが、それはひとえに、彼ら一人ひとりの発達を切に願ってのことです。

クリニックでは、コミュニケーションを伴う親子関係づくりに重点をおいた発達援助プログラムを実施しています。とくに、母子関係が十分だといえるくらいになるまで、多種のプログラムを「一緒にしよう、プログラム」と称して、母と子が、手と手を通じてかかわりあいながら、参加できるようにしています。

そして、親子でプログラムに継続して参加していくなかで、子どもの側から親とのかかわりを求めるようになり、それに伴って、まずは身ぶり言語の発現にはじまり、それが次第に意味をもった話しことば（表出言語）の発現へとつながっていくケースが多いのです。

意味のある話しことばの発現が可能になるには、思考力・理解力の発達が伴わなければなりません。発達障害を有する子どもの大多数は、日常的に繰りかえされる生活行動に直接関連することばについては、一語（単語）レベルですが、かなり口にします。また、親などがよく用いる生活用語には、行動的にも対応できます。しかし、ことばの片鱗は見せても、親など身近な人とのコミュニケーションに必要なことばは出てきません。

ことばも含め、日常的に繰りかえされる、多くの習慣的行動・動作は、思考や理解を伴わなくとも大脳の神経回路に入力され、自動的に出力されます。「オウム返し」は、その典型ともいえます。日常的に反復されることばや行動が大脳に自動的に入力され、単に自動出力されるだけですから、それ以上の発展、広がりは見られないのです。

「思考→理解→判断→表現（表出）」という一連の過程を「認知過程」といいますが、この過程を順序立ててはたらかせるのが、主として脳幹と小脳です。この認知過程がはたらかない限り、障害を改善し、発達の可能性を拓くことはありえないと私は考えています。

発達障害を有する子どもと親との心の交流が芽生えるにしたがって子ども自身の認知過程が整えられていくことを、私は臨床研究のなかで見いだしてきました。さらに、良好な親子関係が維持され、発展するにしたがい、クリニックにおける子どもの「思考→理解→判断→表現」の過程も、明らかに発展的になっていきます。

動作模倣から意識的な目標達成へ

私が発達障害を有する子どものために用意する発達援助プログラムは、当然のことながら、すべて一人ひとりの子どもの発達状態に適合するような個別的なものであり、認知過程を順序立ててはたらかせることを意識して組みたてられています。したがって、子どもたちが自発的に参加できるように配慮し、必ず「導入」からはじめます。

プログラムは、クリニックを開催する数か月前までにそのつど用意しており、さらに臨床的試みも実施しています。私の臨床研究に協力をいただいている保育園の園児約二百人（一歳〜六歳児）に、三日間にわたって参加してもらい、保育士の評価などに基づいて、プログラムを完成させるのです。これは、障害の有無にかかわらず、すべての子どもの発達において確実に、かつ効果的に貢献できる、発達援助プログラムを研究開発すべきであるという考えに即したものです。

このような臨床的試みを年に四、五回、定期的に保育園で実施させていただき、クリニックのプログラムにその成果を盛りこみ、反映させるように努めています。

私はプログラムを開発するにあたり、どのようにしたら子ども自身の意志で参加することが可能になるかを考慮しています。親やスタッフが、プログラムに一緒に参加するのは、子どもの随意運動への参加意識を育てるためでもあります。

親は子どもの手を支えながら、プログラムへの参加のしかたをともに経験していきます。すると不思議なことに、子どもはプログラムの経験を重ねていく過程において、かかわっている親やスタッフの動きをも注視するようになるのです。

あるケースでは、子どもが導入には乗らずに、援助している人の両脚の動きを、明らかに注視していることに気づいたスタッフが、援助者に子どもの前方へと移動してもらい、子どもに援助者の動的姿勢を何回も繰りかえし見せました。そのあとで、援助者が子どもの手を支え、プログラムの実施を試みたところ、なんと急速に援助者と子どもとのバランス・リズム協応がとれるようになったのです。それからというもの、その子どもは、親などとの人間関係がとれるようになり、プログラムへの参加にも意欲を示すようになりました。

人間関係がとれるようになってきた発達障害を有する子どもの多くは、プログラムを展開していくなかで、援助者やほかの子どもが示す動作・姿勢・構えの状態を目で追う（「追視」する）ようになります。そして、自分の順番が来ると、いかにも待ちうけたように、他の人が示した身体的姿勢・動作を試してみます。

彼らは目をとおして、プログラムの遂行に必要な一定の情報を獲得しているのでしょう。というのも、目は一定の時間内に得る情報が多いため、「知覚−運動協応（感覚器官で得た情報を理解、判断し、それに合わせて身体を調整すること）」の主要な役割を担うことができるからです。だから、彼らは他者が示す行動をとりいれ、期待されている行動形態をとることが可能になるのです。

子どもは、ほかの子どもや援助者が演じる様子を注視することによって得た情報をもとに、最初は動作模倣のような形態を見せるのですが、回数を重ねるごとに、かなり意識して目標達成を目指し、こまやかな身体調整（肢体巧緻性）を示すようになります。

身体調整を伴いながら、プログラムへの参加が可能になった子どもは、関連した変化のあるプログラムに参加するさいにも、一、二回、援助者の示すモデルをとりいれ、以前の経験を生かして、こまやかな身体調整を示すようになります。

クリニックにおける発達援助プログラムは、単なる動作模倣だけでは目標達成は困難であり、先述したように、子ども自身の「思考↓理解↓判断↓表現」という、一連の認知過程が成立しない限り、目標達成はありえません。つまり、プログラムに参加する子ども自身が、プログラムに参加する意味を理解しない限り、目標達成意識も、芽生えることがないのです。

発達援助プログラムは、子どもが身近に存在する人を意識し、コミュニケーション（交流）をはかることが可能になることを基本にしています。そして、子ども一人ひとりの障害の状態、発達状態に応じて、さらにプログラムを発展させ、子どもの発達促進を行えるように設定しているのです。

子どもの健全な成長・発達には定常運動を

これまで述べてきた発達援助法の根幹をなす「知覚－運動協応」は、①バランス・リズム運動、②構えなどの姿勢、③巧緻運動、④粗大運動の四要素のはたらきによって可能になります。

これらの四要素を統合した運動形態を、「定常運動」と呼び、リズミカルな運動、および全身運動を伴うことによって成り立ちます。

定常運動は二拍子あるいは三拍子の規則的なリズムにあわせて、身体を意識的に動かす運動です。このような運動は一回一回の動作が、強度的にもパターン的にも同一の動作を繰りかえす均質的な動的運動であって、中枢神経系の意識的使用によって成り立ち、突然的変化はほとんどありません。

筋肉の使い方			
	動的運動 ＝ 等張性運動	関節を動かす。 筋が長さを変えて 力を出す	＝ ゴムを伸ばしたり、ひっぱたりするような動き。歩く、走る、自転車漕ぎ、水泳など
	静的運動 ＝ 等尺性運動	関節を動かさない。 筋が長さを変えず、 収縮して力を出す	＝ 伸びないロープを伸ばすような動き。綱引きや腕ずもうで力が拮抗している、壁を押すなど

強度的にもパターン的にも同一の動作を繰りかえす、均質的な運動が「定常運動」。これは、中枢神経系の意識的使用によって成り立ち、子どもの健全な成長・発達にとって不可欠な運動である。

「動的運動」とは、関節の屈伸、つまり筋の長さの変化を伴ういわゆる等張性運動です。これに対し関節の屈伸を伴わない等尺性運動のことは「静的運動」といいます。発達障害を有する子どもの多くは動的運動不全の状態であり、静的運動の状態に留まっています。静的運動では筋肉の張力性が持続的に高まっているため、筋肉中の毛細血管は圧迫されて閉塞し、血流が滞る状態になっています。このため酸素の供給も低くなり、筋収縮は無酸素的になり、したがって発達促進・改善に必要な刺激（プログラム）を提供しても、運動神経系への入力・伝達が困難となり、発達効果が得られません。

　これに対して、動的運動では筋の収縮と弛緩が何度も繰りかえされるため、収縮時に血流が途絶えても、弛緩時には再開します。したがって酸素の供給は維持され、運動を有酸素的に続けることが可能となります。

発達障害を有する子どもの多くは、意識的な自発運動が日常的に不足しがちであり、関節屈伸を伴う動的運動の育成が困難です。動的運動は、バランス・リズム運動を伴わないと成り立ちませんが、関節の屈伸はまさにバランス・リズム運動であり、この運動によって運動神経系への発達刺激の伝達が可能となるのです。

子どものバランス・リズム運動は人と人との手と手との協応運動によってしか育成されません。発達障害の子どもの場合は対人意識の弱さ・欠如があり、人との協応運動を意識的におこなうことが困難です。

定常運動は、呼吸・循環機能が一定水準を維持し、酸素の需要と供給のバランスがとれ、体内の諸条件がバランス状態を保ったまま続けられる運動であり、主に有酸素運動です。この運動は全身調整運動で、呼吸・循環器系の機能化、筋肉神経系のバランスのとれた発達を促します。幼児期・学童期の子どもの健全な成長・発達にとって不可欠な運動なのです。定常運動が不足すると、身体の全体の機能が弱化し、当然、中枢神経・筋肉神経系の機能が低下します。逆に定常運動をすることによって身体機能を活性化することができます。

しかしながら、発達障害を有する子どもの多くは定常運動ができません。定常運動ができないということは、発達がむずかしいということですから、どうすれば定常運動に意識に乗り出すかということが常に課題となっています。発達障害の子どもが定常運動に意識に乗り出すことは、とりもなおさず発達の軌道に乗ることを意味するのです。

V

発達援助クリニックの実践から

まずは愛着関係の形成から

私どもは発達障害を有する子どもへの援助の基本的な考え方として、まず、子ども一人ひとりとの人間的なふれあいに基づく全人的ケアと、人間としての尊厳のレベル向上の達成を重要視しています。そして、子ども一人ひとりは、成長と発達のための潜在的能力を有しているがゆえに、発達は、一人ひとりの人間の生命のある限り続くものであるという理念から出発しています。

子どもの発達にとって欠かせない要件は、物理的な環境と同時に人間的な環境とのかかわりです。子どもが発達するには愛着関係のある人とともに物理的環境へ適応していくことが必要です。すなわち「一緒にしよう」ということが大切なのです。

対人意識が弱く、人とのコミュニケーションがなかなかとれない自閉症などの子どもほど、愛着的人間関係をいかに形成していくかが課題となります。親子間でも愛着的人間関係が育てられていない場合が少なくありません。しかし、愛着的人間関係を伴うコミュニケーションが可能になれば、子どもの発達に展望が確実に見えてきます。とくに親子関係は日常的な接し方が発達へのカギとなります。

発達的課題への参加状況には個人差、発達レベルが影響しますが、臨床研究のなかで見いだした共通的な改善の流れは、①身近な人との愛着関係が芽生え、②人とのリズム運動協応が可能となり、③左手を支えるだけで目標（課題）への取り組み姿勢が見えはじめる、というものです。

クリニックでは、まず手と手の接触をとおして子どもとの愛着関係の形成をはかります。もちろん子どもとの接触には、子どもを心から受容する態度、姿勢が必要です。親、とくに母親と子どもとの日常的な接触関係が深まるにしたがって、緊張した関係からゆったりとした愛着関係へと発展することが期待されます。

この章では、発達クリニックで実際に行っているプログラムを紹介しながら、子どもたちがいかにして障害を克服していったかを述べてみます。

三歳六か月になる男児は、自閉性が強く、母親の手による導入には全く応じませんでした。手と手の関係がとれない限り母子関係は成り立ちません。そこで、家庭でも手と手の関係をとおして母子関係がとれるようになる方法を詳しく伝えました。

一か月後の二泊三日のクリニックのさいは、母親の表情がかなり明るくなっていたので「前のクリニック後はいかがですか」とお尋ねしたところ、「先生からの教えを守って、子どもと接するときは、子どもの目線まで身体を落とし、対面した姿勢で子どもの両手をしっかり握り、生活場面への導入を試みました」といわれます。そのさい、子どもが手を放そうとして泣いても叫んでも手を離さず、できるだけ明るい表情で子どもの両手をしっかり握り、しかもゆっくりとリズムをかけながら、子どもに接していたそうです。すると、一週間も経たないうちに、子どもの方から母親の手を軽く握るようになったとのことです。「そのとき、子どもと気持ちが何となく通じ合うようになった感じがし、それからというもの、子どもにこれまで感じることが少なかった愛着を感じるようになりました」と嬉しそうに語られました。

二回目のクリニックのさいには、母親は明るい表情で、子どもとともに一日約五時間の歩行運動プログラムをこなしていました。

歩行運動プログラム

プログラムの最初のころは母親が子どもの左手をしっかり支えて行う歩行運動プログラムに集中します。使用する道具は、治療用ハシゴです。このハシゴは木製で、最初はハシゴを平坦に置き、ハシゴのバー（棒）をまたいで前進します。ハシゴの枠内を右脚と左脚を交互に前方に伸ばし、接地させ前方に進みます。子どもたちの多くは、右左交互に脚を出すこと

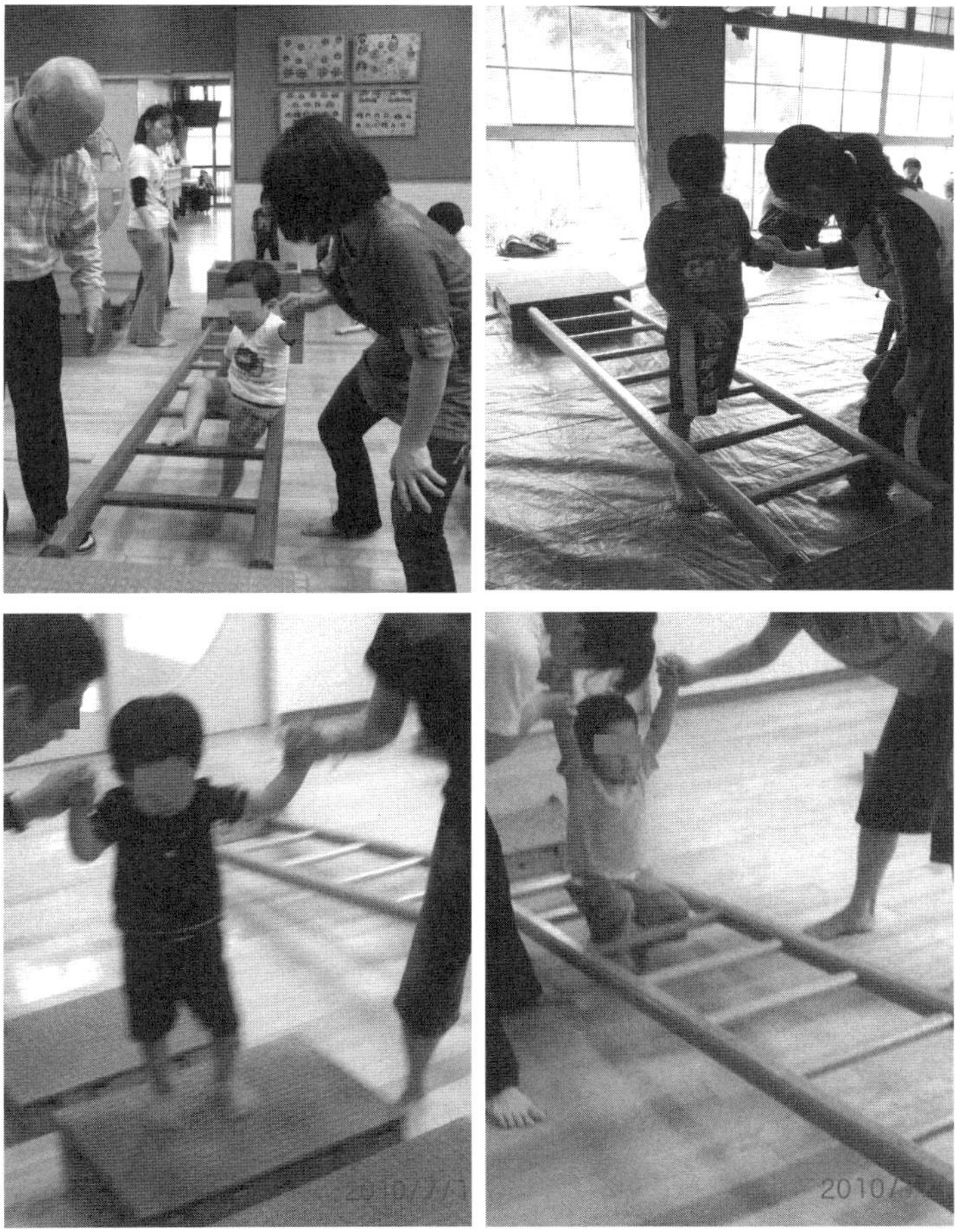

ハシゴと巧技台を使った歩行運動プログラムの例

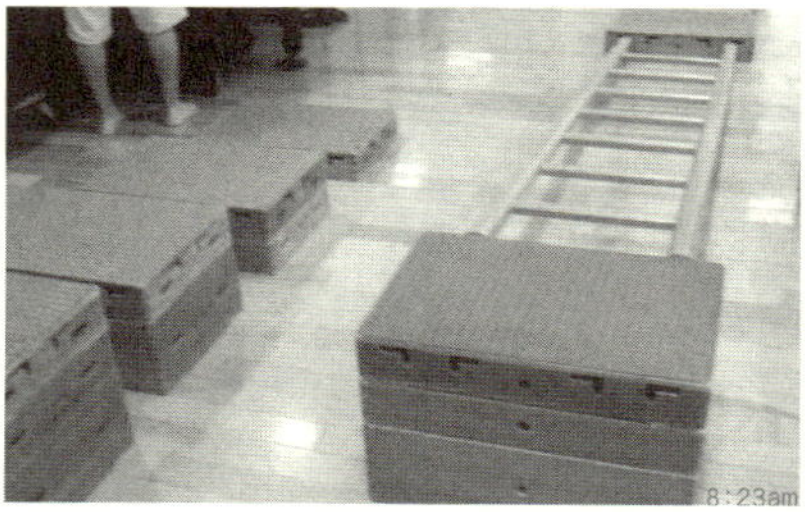

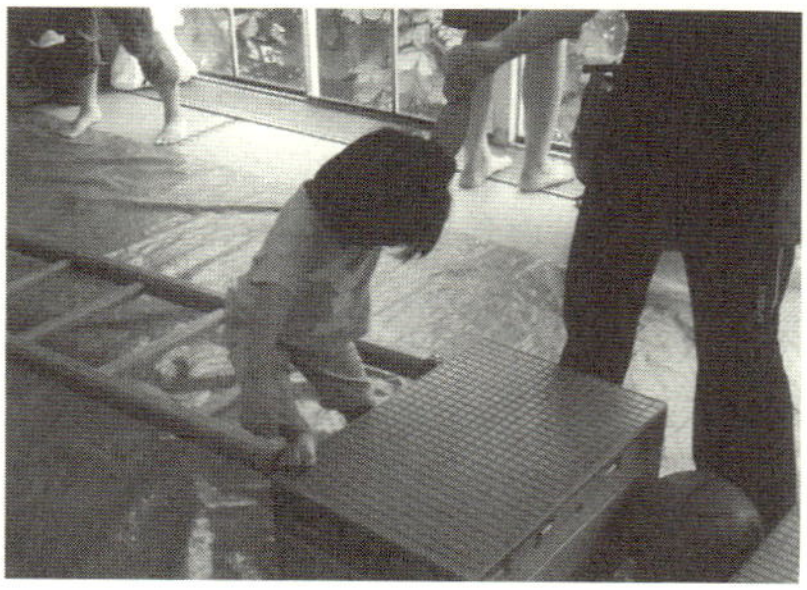
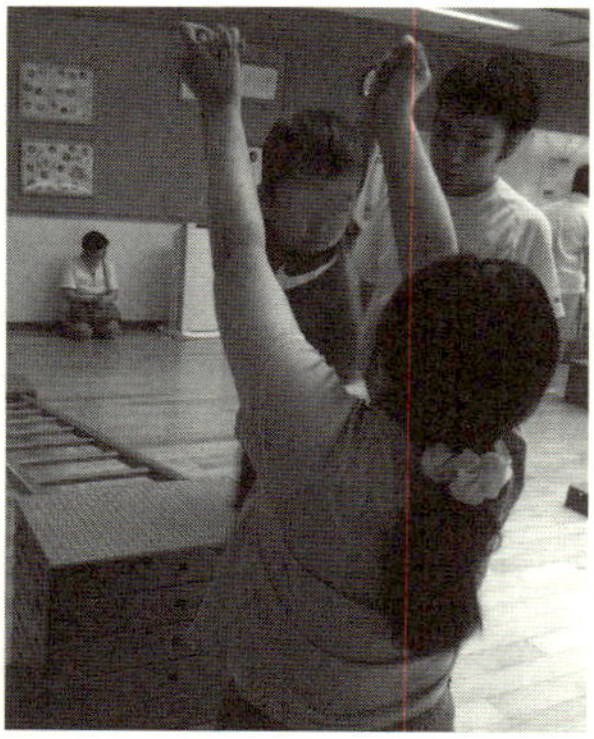

達成度に応じてハシゴや巧技台に負荷を与える

ができないので、スタッフが手で子どもの足に軽く接触して交互歩行を誘導します。

子どもの達成度に応じてハシゴを前方に行くにしたがって次第に高くしていくので、子どもは両脚を徐々に上げて伸ばさざるをえなくなります。ハシゴの高さは、もっとも高いところでは子どもの胸のあたりまでになるため、子どもは片脚をハシゴにかけ、全身を使って前方に進みます。接地するひと枠ごとに、スタッフも親も子どもの両手をもって賞賛します。右左どちらかの脚を一杯に伸ばし最後のゴールの巧技台の上に上がろうとするとき、子どもの左手を軽く引き寄せると、身体全体を巧技台の上にのせるようになります。子どもが巧技台の上にのったら子どもの両手をもって「がんばったね」と賞賛し、しっかり抱きしめ受容します。

発達障害を有する子どもの多くは、歩行開始の時期が平均歩行期（生後十二、十三か月）より三～六か月の遅れが見られます。歩行は子どもが成長・発達していくうえで欠かせない運動の一つです。歩行運動の確立は子どもの身体の全体的調整を可能としますので、子どもにとって正常な歩行運動、交互歩行、バランス・リズム歩行などが可能になるにしたがって、全体的な発達への道が拓けるのです。

歩行運動プログラムがこなせるようになったら、母親と子どもが交流できるボールを使用したプログラムへと進みます。

対人意識を育てるボールプログラム

ボールは子どもの発達促進のために最も用いられる用具の一つです。世界中で最も多く用いられる子どもの遊具とも言われ、社会的ゲームにおいても、ボールが活用されているほどです。ボールは上肢、下肢での身体のバランス・リズムをとるのに適しており、プログラムに応じて各種のボールを用います。

手渡しプログラム

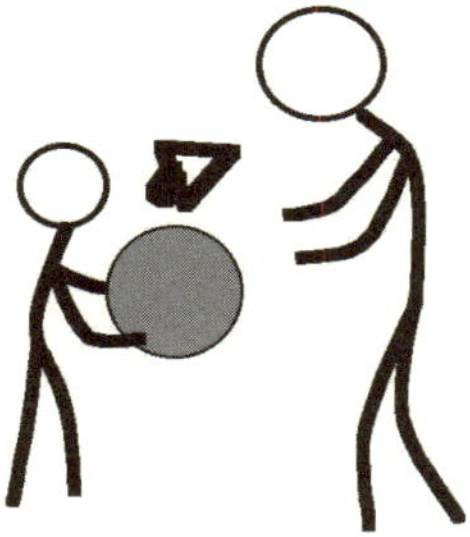

ボールは人と人との交流（コミュニケーション）に大変役立ちます。相手にボールが届くにはどうしたらよいのかといった、思考と対人意識が芽生えるからで、それに基づいて力の調整を行い、バランス・リズムを身体にかけてボールを相手の手のなかに届けます。ボールを相手に届けるために、投げる、転がす、手渡す、中間でバウンドさせるなどして渡すように援助します。親も子どもの目に入るように両手をしっかり広げ、子どもに対してボールを手のなかに向かって投げるように導入をはかります。ボールの大きさは、子どもが両手でもって頭上まで上げることができるもの（ミニバスケットボールなど）を用います。

初めに母親がボールをもって子どもと対面し、ボールを子どもの両手にのせるように渡します。そのとき、子どもの両手を握って、軽くリズムをとるようにして賞賛を与えます。子どもがボールを母親の手のひらに渡せるようになるまでプログラムを続けます。母親と子どもがボールを渡し合うことができるようになるまでには、平均的に二、三時間かかります。

このプログラムが十分できるようになったら、母親は子どもから徐々に距離をとり、手渡しから投げることに発展させます。五〇センチほどの距離からはじめますが、手渡しプログラムで母親の手のひらにボールをのせることができるようになった子どものなかには、母親に近づいていってボールを渡すこともあります。その場合は、スタッフが子どもを定位置に戻し、そのつど身体をコントロールさせます。スタッフの側面援助を得ながら、子どもは定位置から母親にボールを投げることを繰りかえします。

母親は子どもに向かって両手を出し、「お母さんの手にボールをちょうだい」と、元気な声で導入をはかります。このプログラムを続けていくと、子どもはボールを手にして母親に向かい、全身を曲げるようにして手渡そうとします。つまり、母親にボールを手渡そうとする意識がはっきり出てくるのです。

ボールのもち方　距離をつくる

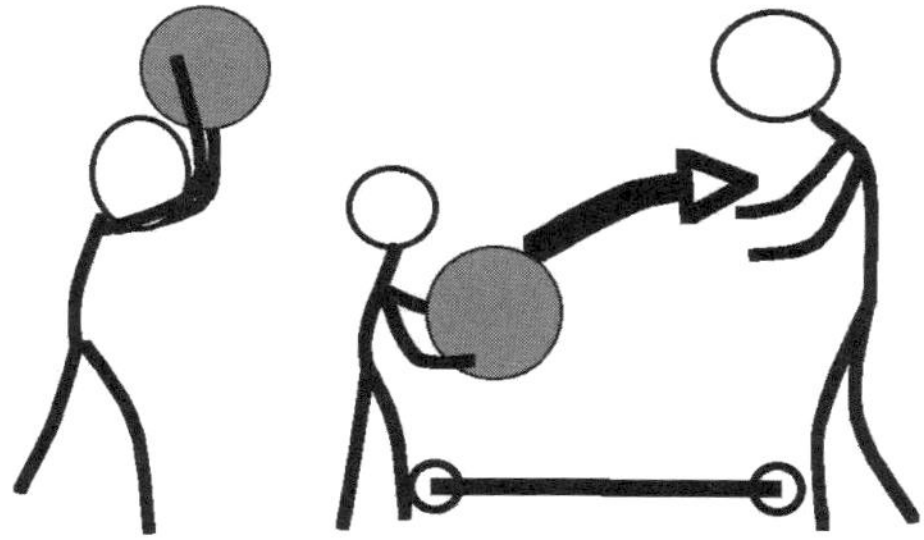

次は、スタッフが両脚を広げてみせ、その姿勢を模倣させ、子どもの両手をもって頭上まで上げて、そこにボールをのせます。ボールをもった子どもの両手をできるだけ伸ばし、「一、二、三」のかけ声とともにリズムをとりながら母親の両手にボールを投げさせます。この投球はスタッフの援助でなされます。子どもはたびたび定位置から抜け出そうとするのですが、スタッフが根気よく子どもの手を握

ってプログラムを行います。

このプログラムを繰りかえすうちに、子どもは母親を次第に意識するようになり、母親の両手を注視しながら投球するようになります。目標にボールが達しなくても、子どもが投球した後は、一回ごとに母親は子どものところに駆け寄り、子どもの両手を握って「がんばろう！」と励ましの声をかけます。そうするうちに、子どもは母親の顔をじっと見るようになり、それに気づいた母親は「子どもが自分の目をじっと見るようになった」と喜び、母親も子どもに対して明るい笑顔を示すようになります。

変化・状況への対応のために

この段階に至ったら、投球の目標先に変化をつけます。子どもが投球する地点を定位置として、母親は左右、正面地点へと移動し、母親の移動（状況）に対応できるかどうかを確認します。

用具として、ボール以外に古タイヤを用います。図で示すように、母親は古タイヤの前に位置し、両手を広げます。投球の目標は母親の前のタイヤで、子どもが確実に同一地点への投球ができるようになった段階で変化をつけていきます。

発達障害を有する子どもの共通的特性としては、目標の位置などの変化・状況の理解に困難があることです。また変化・状況に対応する態度・姿勢がなかなかとれないこともあげられます。

子どもに限らず人間は、毎日のように変化・状況に対して、適切に対応していかなければ生存できません。子どもは、出生すると同時に母親という心地よい環境のなかで育てられていくのですが、障害を有する子どもの多くは、乳児期から母親になじまないなど、母親の状

投球目標の設定

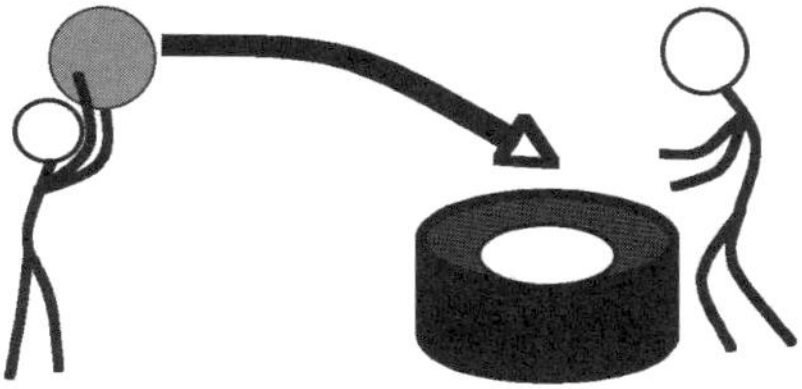

タイヤの位置を
変化させていく

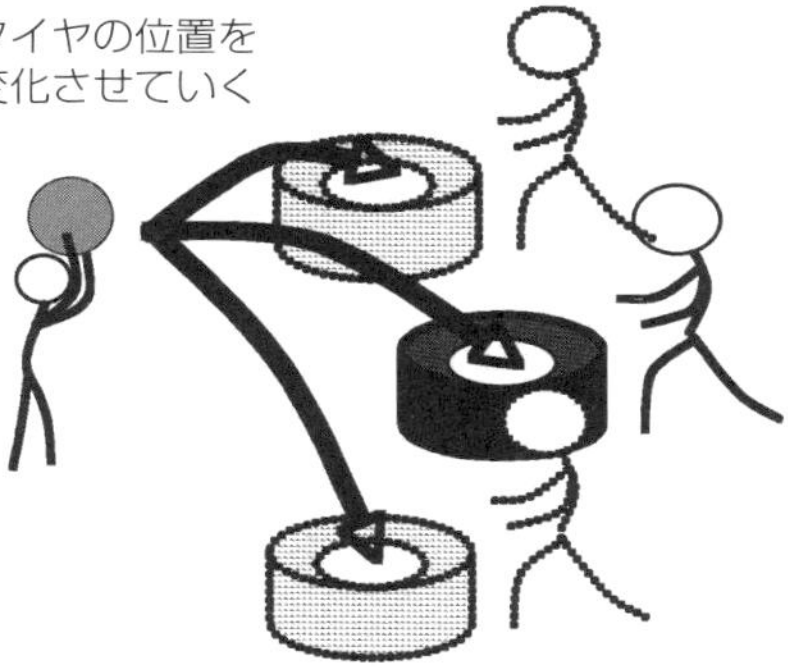

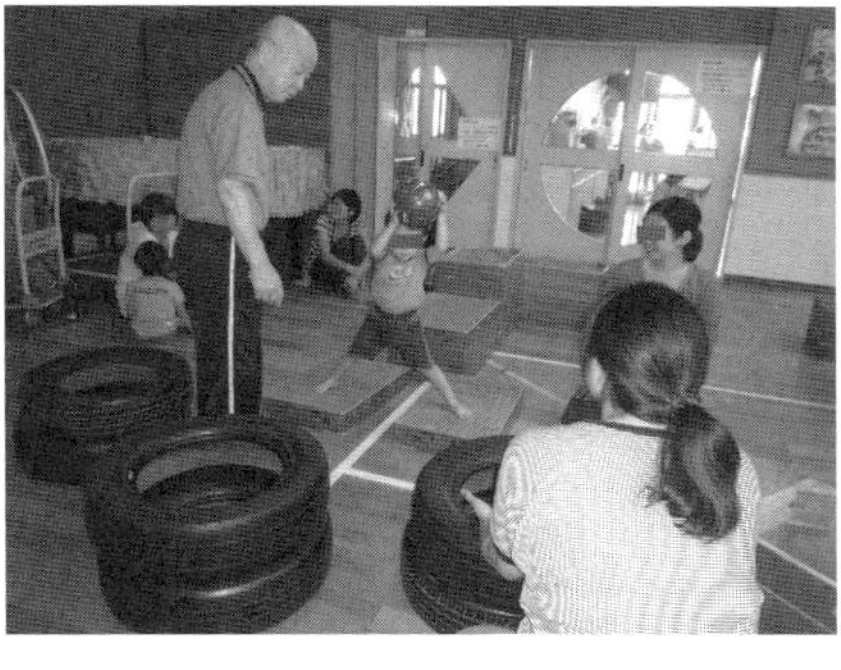

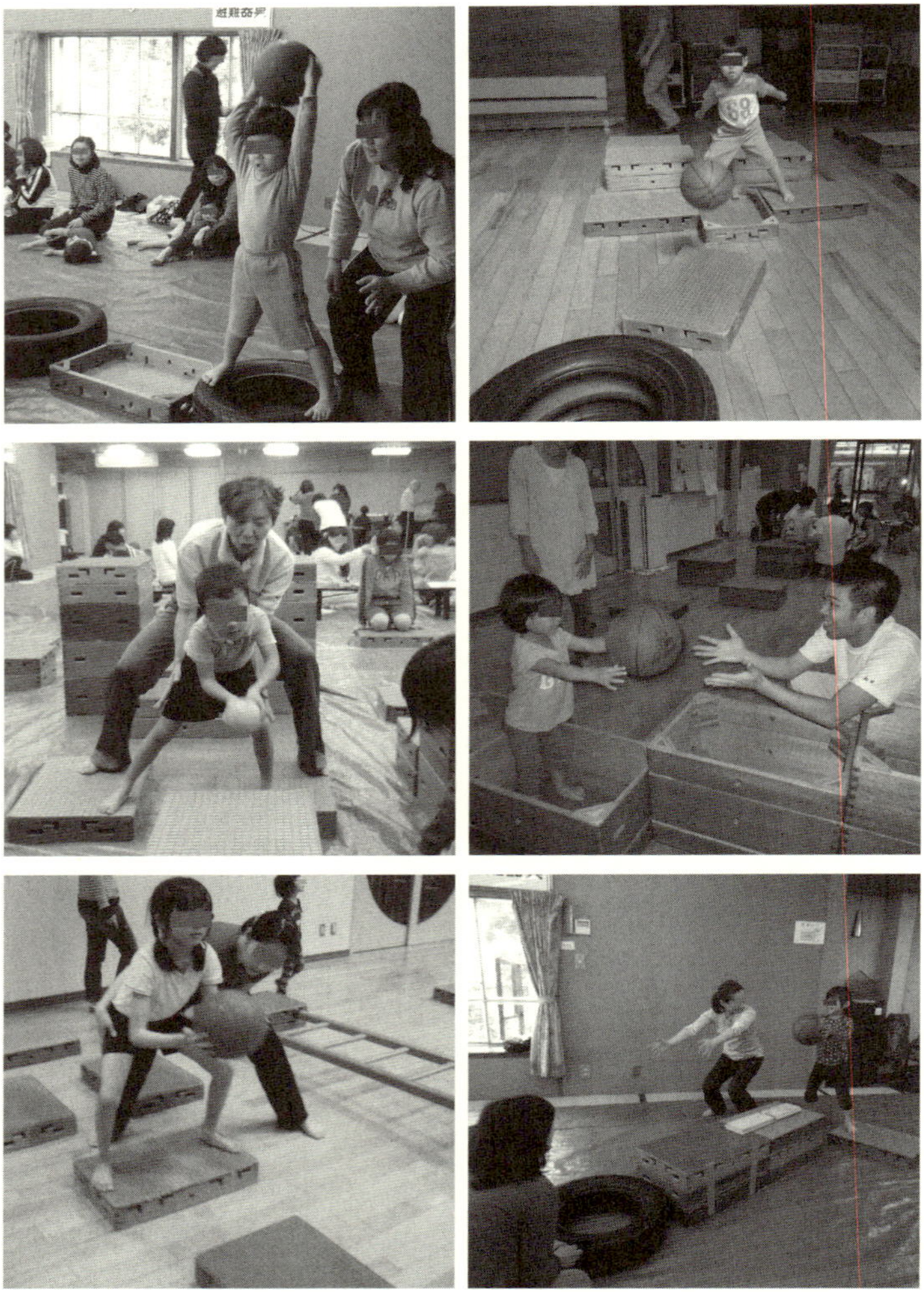

ボールプログラムの例

巧技台からのボール投げ

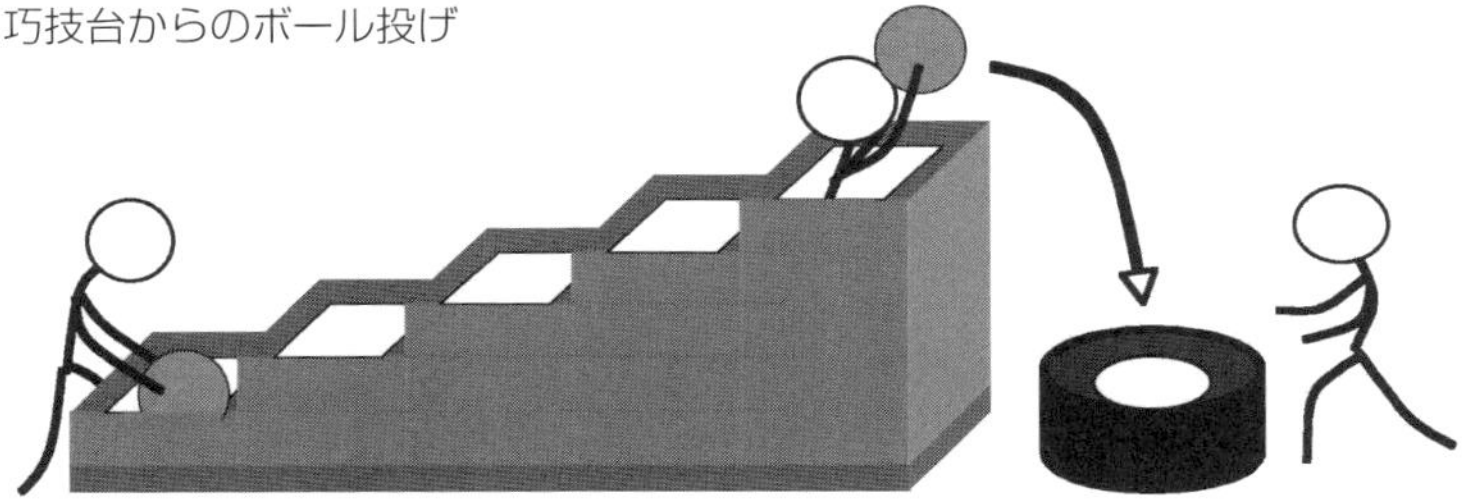

況・状態に対応できないか、あるいは対応不足が顕著に見られます。

子どもの思考・理解をさらに深めるために、タイヤ以外に巧技台を用います。巧技台は箱型で、上部には滑り止めのゴムが貼ってあり、ハシゴや滑り台とセットになっています。これを用いて変化・状況理解を深めることができます。

子どもは一番低い巧技台に入っているボールを両手で巧技台の内壁を転がしながら上部へと移動させ、次の巧技台に入れます。次の巧技台は、前の巧技台の角に位置させていますので、前の台との接点を知らなくてはなりません。転がし方と接点の場所を教え、はじめに子どもの両手に母親やスタッフが手を添えて何回か経験させせます。

最初のころは達成することはむずかしいですが、手を添えてあきらめずに経験を重ねていくうちに、たくみさが増し、次第に上部に向かって意識的に転がすことができるようになります。ここに至るまでに個人差はありますが、なかには一年以上かかる子ど

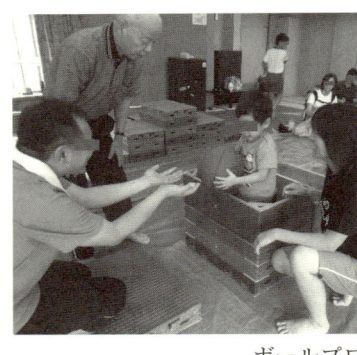

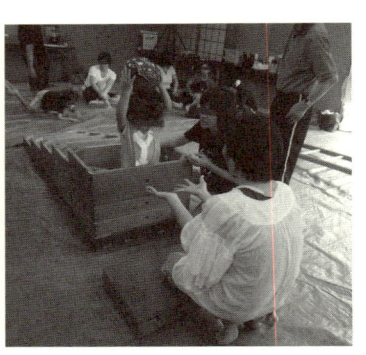

ボールプログラムの例

もいます。

このプログラムの最後の巧技台に達したら、母親のいる地点に向かってボールを投げます。母親は前のプログラムと同様に両手のひらでボールを受け止め、受け取ったボールを子どもの手元にもっていき、両手をもって賞賛と励ましを行い、これを繰りかえします。

このプログラムでは、ボールを両手で転がし上げるさいに、両手でリズムをつけないと転がらないので、どうすれば転がるかなどについて考えざるをえません。このように、転がし方を理解したうえで試行錯誤を繰りかえしながら目的が達成できるので、子どもの思考・理解力の向上に役立ちます。

体力と成長・発達の関係

運動は子どもの健全な成長・発達にとって欠かせませ

ん。しかし、我が国における子どもの体力不足は低下の一途をたどっており、とくに幼児期における子どもの体力低下は深刻です。幼稚園、保育園などの幼児保育施設は、子どもの体力増進という課題をもちながら、体力増加につながる保育活動は低迷状態です。一方、体力低下について何とかしようという保育園のなかには、自衛隊の体育学校で行っている訓練のような体育を幼児期の子どもにさせ、運動不足の解消に役立てようとしているところもあります。

基礎体力は、ほぼ五歳ごろまでに育成されることが、子どもの成長と発達にとって必要とされています。運動医学の分野では、幼児の運動経験は子どもにとってやりがいがあり、楽しいものであることが必要で、運動経験をとおして、対人関係を含め、さまざまな社会的ルールも身につくなど、社会性の発達、健康な心身の育成に役立つものでなければならないと強調されています。とくに一辺に偏った運動（鉄棒、トランポリン、サッカーなど、特定の技能を必要とする運動形態）は、子どもの心身によくないとされています。

体力増進や体力育成ということばは、よく用いられますが、本来的な意味を知らない人も多いようです。

体力とはfitness（フィットネス）と英語で表し、①身体的適性、②精神的適性、③社会的適性を意味する包括概念で、子どもにとっても大人にとっても必要なものです。つまり子どもの健全な成長・発達にとって①～③は必要不可欠な要素で、その適性力が育成されることが大事です。運動経験をとおして丈夫な身体と精神性を養い、さらに良い人間関係をつくっていくことが、子どもにとっての成長・発達へと連動していくのです。

私どものプログラムは、発達障害を有する子どもの発達に役立つようにつくられていますが、これを健常児に対しても数十年間にわたって実践してきました。これらのプログラムを受けてきた健常児の多くは、保育園時代（一歳から六歳まで）に、日常的に発達援助プログラムを経験しており、小学校に入ってからは、学力面・体力面、さらに社会的面での発達・適応（適性）において、優れた効果を示しています。

歩行は発達へのスタート台

発達援助プログラムには、子どもの発達に欠かせない三大適性（身体・精神・社会）を総合的に高める要素を取り入れることが大切です。前に紹介した歩行運動プログラムは、その一つです。

自立歩行が困難である脳性麻痺の子どもは、発達障害を有する子どもの最初にあげられます。これまでに私どものクリニックに来た脳性麻痺の子どもは、超低出生体重児（出生体重一〇〇〇グラム以下）によって占められています。そのなかには、出生体重が五〇〇グラムそこそこという子どももいます。これらの子どもは、クリニックに来るようになってから二〜六年になりますが、痙直型の下肢の変形を有しており、股関節の内転、膝の屈曲、尖足などの変形があり、両足を床にぴったりと接地できません。加えて両脚の震えが著しいのです。しかし、六年にわたってクリニックに来ている現在九歳になる女児は、一年ほど前から両脚の震えがぴたりと止まり、上肢を支えれば、接地しながらかなり歩行ができるようになりました。彼女は、三年にわたって来ている学年が上の女児と意気投合して、励まし合いながら発達援助プログラムに取り組んでいます。

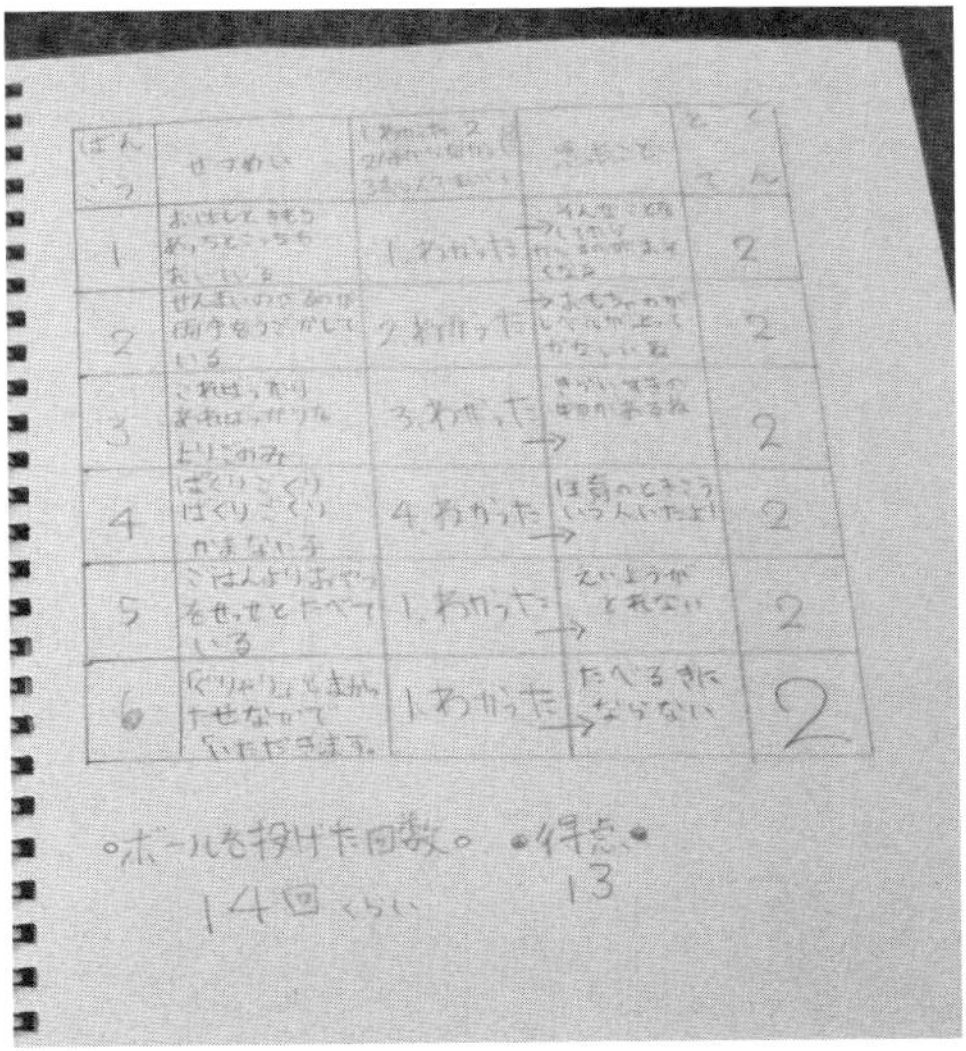

自分の得点を書いたノート

　クリニックに来た当初は、自分の名前を書こうとしても、手が震えて全く字にならなかったのですが、そのうち枠のなかにきれいに文字が書

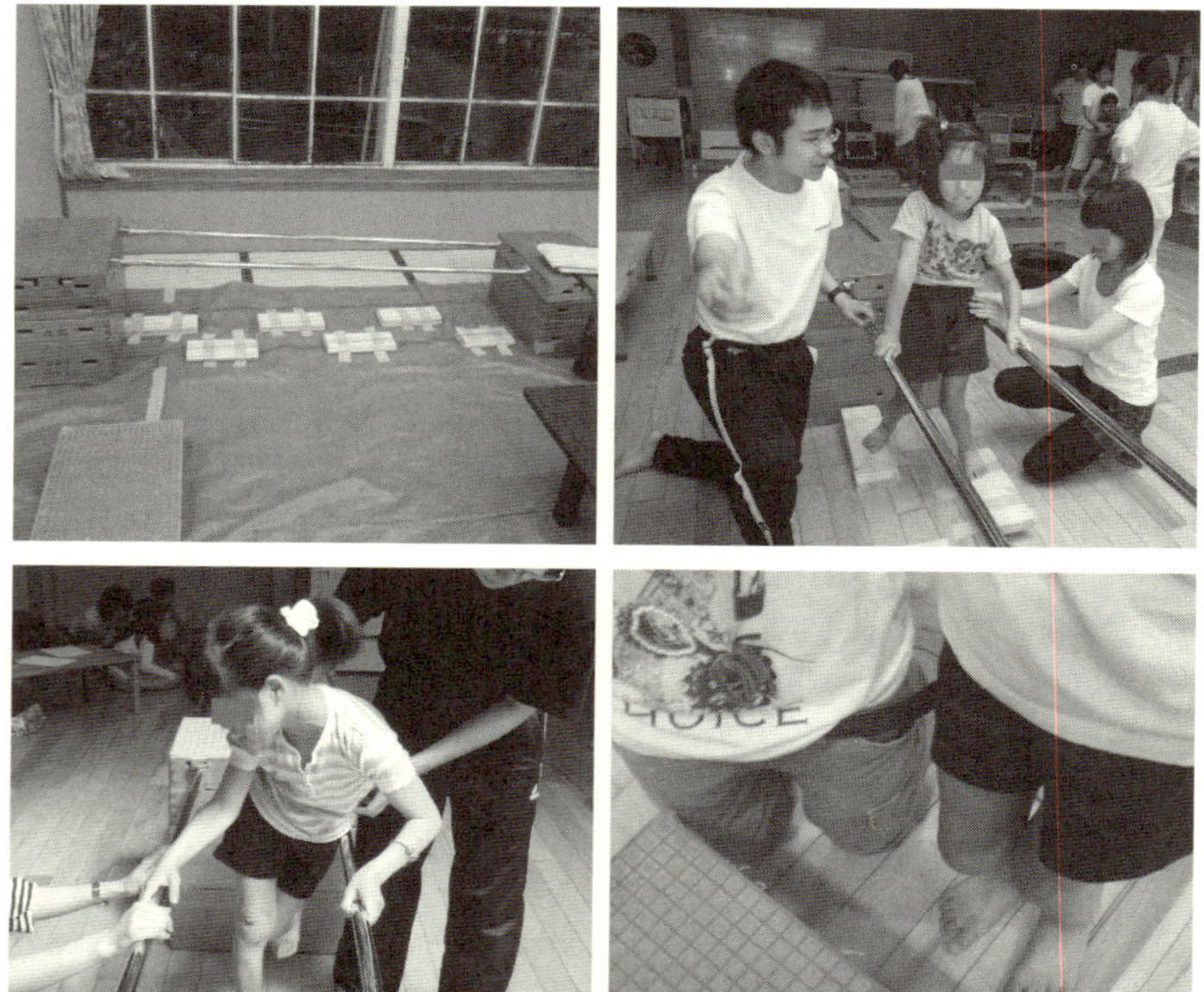

脳性麻痺の子どもたちのための歩行プログラム

けるようになってきました。発達援助プログラムはゲーム化しているので、プログラムを達成すると点数を獲得できます。達成内容が何であるかもそれぞれノートにまとめるようにしていますが、筆圧も調整でき、丁寧に書いています。

二人の女児は揃ってクリニックに来ることを楽しみにしていて、取り組みも懸命です。最近では、学校やクリニックでの様々な経験を作文にして表彰されたり、童話コンクールでは学校代表になって県レベルまで出場したりするなど、意欲満々。膝の屈曲もかなりできるようになり、プログラムの評価作業のさいは、きちんと座位の姿勢もとることができるようになっただけでなく、歩行運動プログラムでは、両脚を交互に前方に伸ばすことができるまでになりました。

発達援助プログラムの過程において時折、足の痛さを感じることがあるようですが、歯を食いしばってがんばる姿はかわいそうで「ちょっと休憩しようか?」といっても、「がんばる」といいます。がんばり抜いた後は、彼女たちの両手をしっかり握って賞賛します。

彼女は当初、蚊の鳴くようなか細い声でしたが、年を重ねるごとに普通に話せるようになり、文章も自分でよく考えて書くことができるようになりました。

歩行から拓ける発達への道

人間のすべての行動は、基本的には運動を意味しており、いかなる行動も筋肉と神経系の反応からなっているといっても差し支えありません。生命の発達過程は出生時より生涯にわたって続きますが、神経系の発達を基盤として筋肉が発達し、筋肉の発達を基盤として行動は発達します。

最近、保育園から、脳性麻痺と診断されている一歳十か月の男児について診てほしいという依頼がありました。彼は運動行動の基本というべき歩行運動に障害を有していました。両手を支えれば歩行らしき様態は示すのですが、左脚は全くといってよいほど動かず、右脚で引きずるようにして左脚を動かしていました。彼は四か月後に地域の保健センターで再検診を受けることになっていましたが、保育園としては毎日の保育活動のなかで彼の発達に役に立ちたいと願っておられたのです。

彼の出生体重は一四〇〇グラム台の極低出生体重児で、微弱陣痛も九時間強でした。これらが要因となって脳性麻痺を伴って出生したのではないかと考えられます。

しかし彼の場合は、介助すれば起立の姿勢はとれるし、右脚を前方に伸ばすことができるので、援助の方法によっては左脚も伸展が可能になるのではないかと考えました。

そこで、彼の両手の親指と人差し指の間に私の両手をそれぞれ差し込んで軽く握り、きめ細やかに指の間に刺激を与えてみたところ、ほんの数分も経たないうちに反応があったのです。差し入れた私の手をしっかりと握り返すだけでなく、笑顔などの表情を示すようになってきたので、私は直ちに対面しながら、彼との歩行を試みましたが、やはり右脚は前方に出すのですが、左脚はほとんど動かしません。そこで、彼の右の足元を軽く押さえてもらい、左脚が先に出るようにして交互の歩行を誘導してみました。すると、麻痺しているはずの左脚をわずかながら前方に出すようになったのです。

早速、次頁の写真のように治療用ハシゴを設定し、両脚を交互に前に伸ばしながら移動できるかどうかを試みたところ（右脚の足元を軽く押さえ、抑制を続けながら）、ぎこちなさはあるものの、交互に脚が出るようになりました。そこでハシゴの高さに負荷をかけながら何度も何度も繰りかえしていくうちに、生き生きとした笑顔を伴う表情が出てくるとともに、右脚を押さえなくとも軽く交互にハシゴの枠を超えることができるようになったのです。「もっとがんばるか？」と問うと、生き生きとした表情で「うん」とうなずくようにもなりました。

彼の場合も介助が必要ですが、左脚の伸展が見られるようになるにしたがって、両脚を交

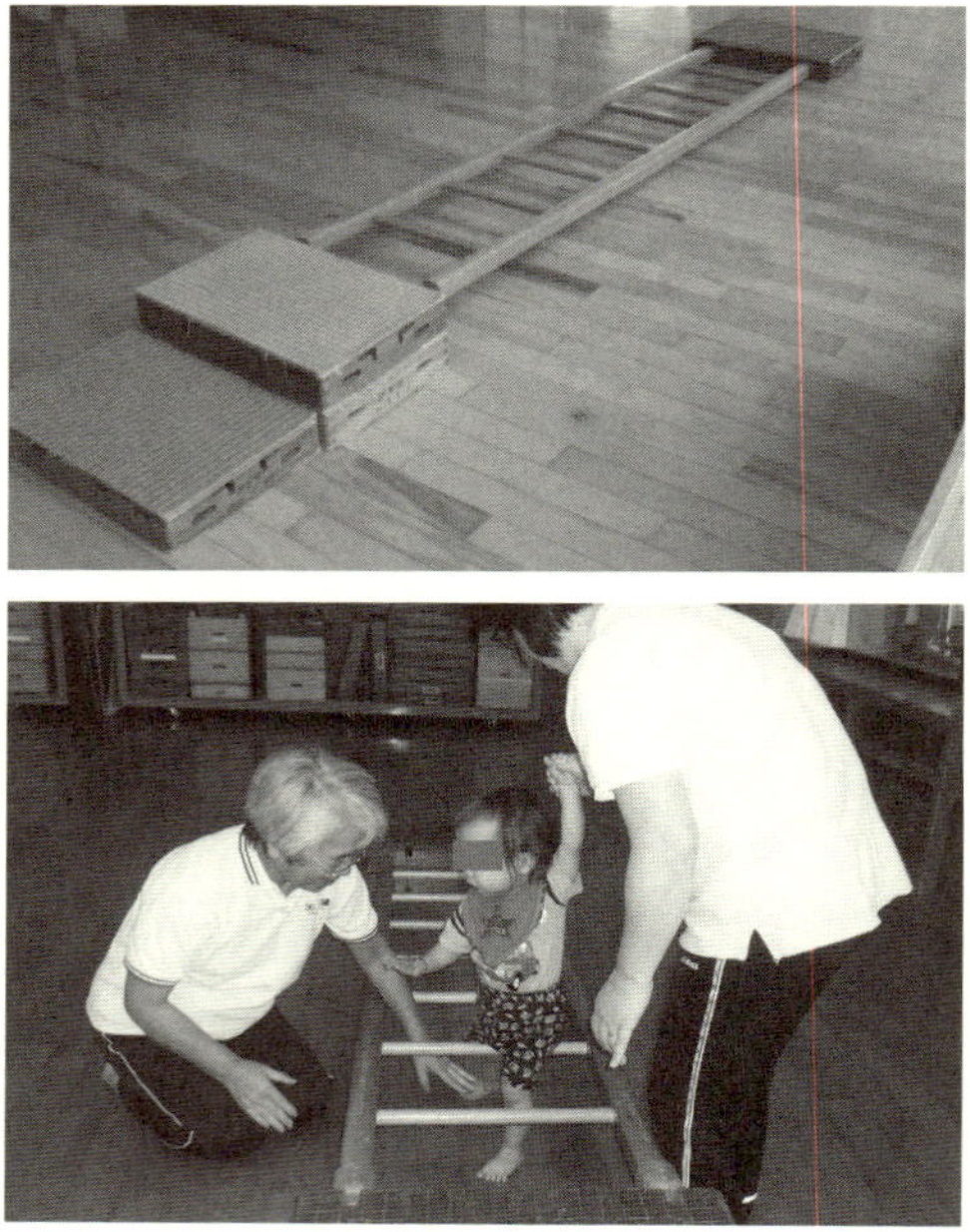

治療用ハシゴを用いた歩行プログラム

互に伸展することができるようになりました。つまり、歩行運動にとって必要不可欠なバランス協応が見られはじめたということです。そして彼は次第に歩行運動の姿勢をとることができるようになったのです。

　本来、歩行運動の自立は平均的に生後十五～十六か月ごろまでであり、生後十八か月以降に入れば歩行運動に障害があることになります。彼の場合は生後二十か月に入っているので、明らかに障害を示しています。

　一見、機械的に動かしているように見える歩行運動の動作ですが、実は精神を認知可能な段階に発展させる過程へのスタート台になっているのです。

　彼の場合、二日目のプログラム過程では、対面で両手を握り「歩いてみる？」と語りかけると、表情豊かに「うん」とうなずき、自分から立ち上がろうとしました。ハシゴに巧技台・滑り台を加え、歩行に変化をもたせていくと、ますます意欲満々と歩き出し、支える力が軽くなっていきます。一時間以上続けているので疲れてないかを尋ねるため「止めようか」というと、首を横に振り意思表示を盛んにするようになり、かかわる人とのコミュニケーションも表情をとおして可能になってきました。

弾力的で柔軟性のある姿勢

私のこれまでの臨床経験では、人とのかかわりのなかで運動行動がとれるようになった発達障害のある子どもの多くは、運動行動の成立と同時くらいに意思表示を示しています。子どもによっては、運動行動のための姿勢もとれるようになります。歩行も含めて、すべての運動発達の基盤となる運動パターンが、姿勢です。

オーニッツ教授は、発達障害を有する子どもに共通する症状の一つとして、運動の発達が一様でない、とくに姿勢をとることに障害を有すると指摘しています。

最近相談を受けた三歳になる男児は、運動はできるものの何かが違うというのです。見てみると、確かにジャンプなどはできますが、構えの姿勢は全くとれません。巧技台を使ってジャンプを試みると、並べられている巧技台の上を走ります。保育士の話では、すべての運動プログラムには応じますが、一回経験したら二度と応じず、室内をウロウロ動き回るとのことです。また自動車が目につくと、車体名をすぐさま口走り、ナンバープレートの数字も読むそうです。保育士は、車体名やナンバープレートまで読めるのに、どうしてことばによるコミュニケーションができないのだろうかと思ってしまうと、いいます。

家庭では夜遅くまで、ミニカーを積んだり、並べたりしてすごしていて、テレビの画面に自動車や新幹線が出てくると、それをじっと注視して車体名や新幹線を口に出しているそうです。彼は自閉性を十分に示しています。

この三歳の男児の場合、担当の保育士がいうとおり、歩いたり走ったりの運動は普通のように見えるのですが、よく観察すると、バランス・リズムをとっていないので、べた足歩行・べた足走行になっているうえ、バランス・リズム協応を伴う動的姿勢がとれないので、上半身が前かがみになって、かろうじて身体的バランスを維持しているように見えました。

保育園では日常的にバランス・リズムを必要とする運動経験をさせていますが、それは巧技台と巧技台の間を跳躍させるもので、跳躍の繰りかえしとなっています。

彼の場合も、当初は保育士の手による介助なしでは跳躍はできませんでしたが、巧技台を使って丁寧に跳躍を繰りかえしながらその様態を見ると、両脚を揃えてリズムをつけて跳躍するというより、右脚を先に出して、またぐようにして跳躍します。何となく日常的に繰りかえし覚えた動作模倣の域にとどまっているとしか思えませんでした。

健常児の跳躍は、前方に位置する保育士を目指して両脚を揃えて進み、最終地点では、保育士が差し出す両手を自分の両手でしっかりと握り、一連の跳躍運動を達成します。ところが彼は、保育士の姿に目を向けず、最後の巧技台まで来ても、保育士の両手を見ることなく、そのまま横から降りて、室内を走り回るといった具合です。

日常的に経験する特定範囲の動作は、一見身についているように見られますが、多くの発達障害を有する子どもがそうであるように、姿勢のしくみが硬く、柔軟性に欠けるので、姿勢協応がほとんどとれないのです。

姿勢が弾力的で柔軟性があると、その姿勢をコントロールすることで可能になる多様な動作は自由にできます。この姿勢の柔軟性からなる動作能力（多様な動作をとることのできる能力）が、どれだけあるかについて検討できる方法が体力テストです。

体力と学力との関係

体力テストと標準学力テストの結果には相関関係が指摘されています。

私どものクリニックに継続的に参加している子どもたちは、弾力的かつ柔軟な運動姿勢がとれるようになるにしたがって、徐々にではありますが、状況理解を含めて、人間関係への適応・言語の理解なども進みます。特別支援学級に在籍していた子どもが普通学級に移り十分に適応しているケースがありますが、これらの子どもは例外なく、多様な運動行動に応じ、運動行動を行うさいには、それに対応した姿勢がとれます。

中枢神経系の機能化および活性化をはかるために、クリニックで展開している発達プログラムは、ほぼ「随意運動」によって構成されており、人間が本能的に示す運動、つまり系統発生的運動に依拠していません。

随意運動は「意識的運動」ともいわれ、中枢神経系のはたらきに依存しており、小脳と大脳基底核（群）が、二大調整の役割をはたしていると考えられています。また、小脳や大脳基底核は、学習による運動機能の熟練化や認知機能にも関与しています。

小脳は、運動を円滑に、かつ正確に遂行するための企画を立案する、一種の学習機能を担っています。そして大脳基底核は小脳と連携し、姿勢や歩行を「精緻に修飾」し、目的とする運動・動作を円滑にするための重要な役割をはたしていると考えられています。

つまり、大脳、脳幹、小脳、脊髄をつなぐ神経回路のなかには、下肢の動きを組みたて、移動運動（歩行）を生みだす基本的運動プログラムが組みこまれており、姿勢や移動（歩行）を制御するには、このプログラムを用いることによって、下肢、上肢（肩、腕、手、手首、手指などを含む）の数多くの「運動分節」の動きを統合することが必要であり、その主なはたらきを担うのが、小脳と大脳基底核（群）なのです。

私のこれまでの研究では、運動動作に必要な姿勢や構えのはたらきは、極めて知的能力、とくに中枢神経系のはたらきに依存しています。そして中枢神経系のはたらきが確実に見られるさいに、子どもの発達も見られるのです。ともかく子どもが多様な運動プログラムをこなすには、姿勢適応の力を借りる以外にありません。姿勢適応は自動的にはとれません。姿勢適応は運動行動の達成に不可欠ですから、運動行動が求めるものなのです。

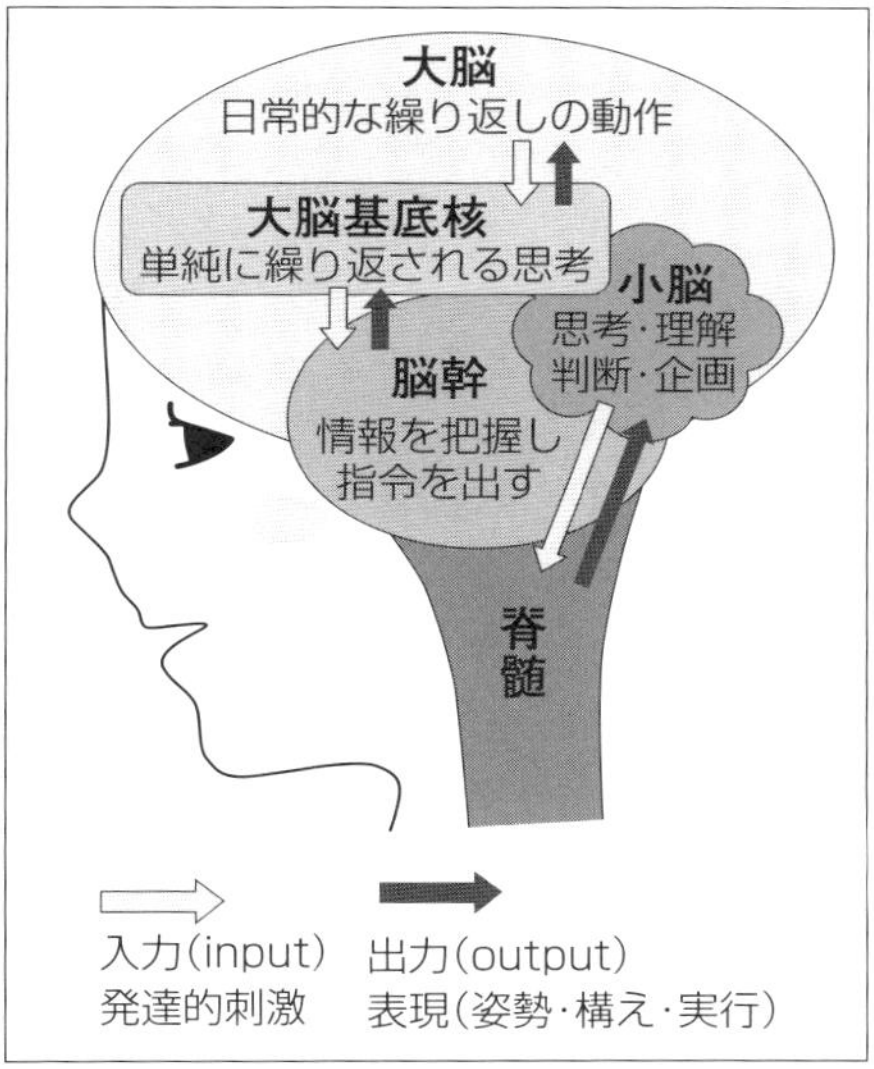

中枢神経系の入出力

姿勢機構（しくみ）は大部分が小脳のコントロールを受けています。小脳は大脳下部に位置する脳神経線維体の集合体である脳幹と直接結合し、神経索が主要な筋肉群を統制します。つまりどのような姿勢や構えをとればよいか、小脳が考え理解し、姿勢を企画します。小脳で出来上がった姿勢や構えのプラン（企画）を実行に移すために、小脳は企画案を脳幹に送ります。脳幹はその実行を大脳に指令しますが、そのさいにすべての運動の調整を行う脊髄のはたらきを借りて、企画を実行します。

このように、日常的行動やことばを用いるはたらきは大脳がつかさどっていますので、「考えてものをいう」とか「物事を理解する」「期待されている姿勢・構えをとる」などのはたらきを可能とするには、中枢神経系を構成している部位間の総合的な働きが欠かせないのです。

バランス・リズムを育てる

以前、十六歳になったばかりの脳性麻痺の女子高校生を受け入れたことがあります。彼女の出生体重は九〇〇グラムの超低出生体重児で、立ち上がれたのが二歳七か月、歩けたのは三歳ごろでした。しかし歩行ができるようになったものの、べた足、ヨチヨチ歩行で、両脚を交互に伸ばして歩くのは無理でした。このヨチヨチ歩きはクリニックに参加したときにも続いていました。

彼女は出生時、仮死状態で生まれ、保育器の使用は八十日におよび、重い黄疸も見られたといいます。出生後間もなく「左半身の機能麻痺」と診断されました。

ママ、マンマ、ブーなどの始語は三歳ごろでした。生後三か年は発達を示さなかったのですが、始語がでたころから発達の片鱗を見せるようになりました。しかし運動発達面では、歩行がやっとできるくらいで、介助を必要としていました。歩行運動にぎこちなさは顕著に見られたものの、小学校に入るころから、知的発達面での障害はほとんど見られませんでした。

彼女がクリニックにおいて初めて経験したプログラムは、間隔が五〇センチほどの巧技台と巧技台の間を、両脚を交互に前方に伸ばして身体を前方に移動させることでしたが、彼女の上半身は全く前屈（前かがみ）の姿勢はとれません。

そこで三人のスタッフをつけて彼女の身体全体を支え、巧技台の間隔を短くして、両脚を交互に伸展できるように援助を行いました。具体的には、右脚を前方に位置する巧技台上にのせるように補助し、次に左脚を右脚の巧技台と並行しておいてある巧技台にのせるようにしたのです。このプログラムを二、三時間継続的に行ったところ、脚を左右交互に伸展させて、前方の巧技台に接地し、移動が可能となりました。

巧技台をまたいで移動する経験は彼女にとって初めてだったので、スタッフたちは彼女と手を取り合って喜び合いました。そして翌日からは、スタッフが彼女の両手両肩を支えるようにして巧技台と巧技台の間隔を広げながら歩行運動を続けました。

その後、二人のスタッフが左右から彼女の両手と肩を支えるようにして、巧技台と巧技台の間を短くして、跳躍を試みました。跳躍運動は午前、午後とあわせると四時間半におよびました。ともかく彼女の上半身が硬く、腰を落とした前かがみの姿勢・構えがとれないので、スタッフも汗だらけになりながら彼女を励ましプログラムを続けました。すると、彼女も少しずつ腰を落とし、前かがみの姿勢・構えをとろうと努力しています。その様子に気づいたスタッフたちが勢いづいて、大きな声で一、二、三とリズムをとると、声に合わせるように、懸命に身体にリズムをつけようと試みだしたのです。そのとき、スタッフも嬉しさのあまり涙していました。彼女の様子をはじめから見ていた保護者の方々も「やったぁ!」と、声援を送りました。彼女はクリニックに参加するごとに発達が進み、ヨチヨチ歩きからスタスタ歩きへと変容していきました。そして、クリニックに参加して二年目ごろから、スタッフの介助・補助もほとんどなく、跳躍を要するプログラムを自力でこなすまでになりました。

課題解決能力の育成

脳性麻痺の子どもに限らず、発達障害を有する子どもたちの共通的障害・不全は、バランス・リズムを必要としている行動が自力でとれないことです。前述したボールによる母子の交流が可能になっても、両脚を開いてしっかりと接地させ、両手にボールをもち頭上からバランス・リズムをとって目標に向かって投球することはなかなかできません。継続的にクリニックに参加していても、バランス・リズムを必要とする対人交流プログラムが可能になるまでは、平均二年くらいかかります。

これらのボールによる交流プログラムが十分できるようになったら、前述の女児が経験したようなバランス・リズムを伴う跳躍による移動運動プログラムへと進みます。つまり、クリニックの発達援助プログラムには、その前提プログラムとして、跳躍による移動運動プログラムが設定されており、これを身につけなければ、本格的な治療プログラムまでには行きつけないしくみになっているのです。

この跳躍を伴うプログラムでも、子どもが自動的に跳躍するのではなく、必ず自分が跳躍する方向を意識するように設定しています。また跳躍していく巧技台にも、段差をつけるなどして、子ども自身が跳躍に応じて力の調整ができるようにしています。

これまでは、発達障害を有する子どもの初期の接触の仕方を述べてきました。

まず、母子関係の成立がすべての基本であり、次に、発達障害を有する子どもにとっての

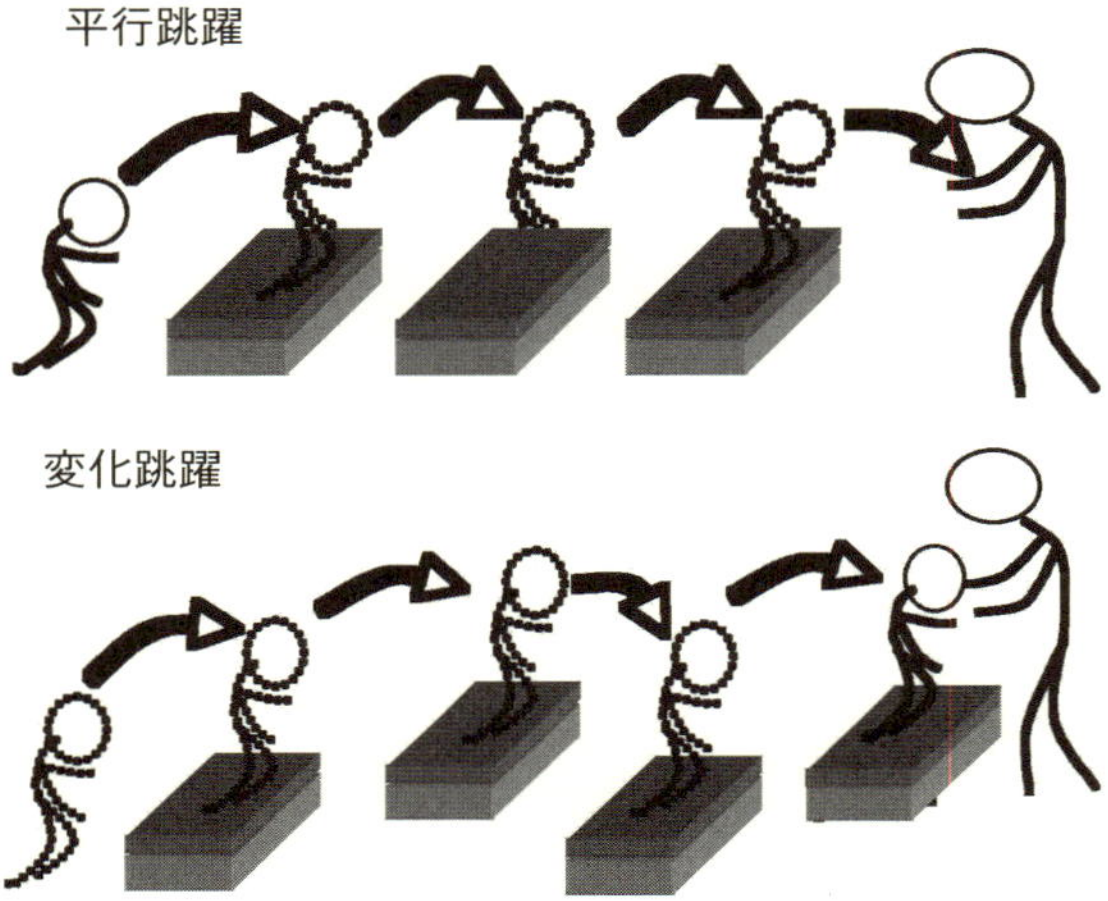

発達改善（姿勢・構えなど）があります。そして、これらの課題が達成されることによって、さらなる発達向上に向かって進む道が拓けるのです。

人間は、出生後直ちに人生に向けて、意味のある行動を身につけ、それによって次の発達段階へと進むことができます。私どもは、障害を有する子どもの現在の発達段階と発達課題について個別的に検討し、子どもがおかれている発達状況を分析します。

まず、その子どもにとって今、何が必要であるかを見出し、その子どものその時々の発達段階に対応できる課題解決能力の育成を目指すようにしています。発達援助をとおして、子どもが発達に欠かすことのできない課題を習得（解決）できるように、発達援助プログラムを設定します。ですから、前述してきたようなプログラムは、子どもがまだ修得できていない課題解決を目的としてなされてきたものです。

母子関係を中心とした人間関係がとれ、歩行移動、姿勢・構え、走行移動を伴う跳躍運動ができるようになると、子どもはこれかの運動形態をとりながら、ゲーム化した課題に取り組んでいきます。

コミュニケーション能力向上のために

発達援助プログラムへの意識的・自発的参加が見られるようになったレベルの子どもには、思考・理解・判断力などの知的能力を促進するゲーム化されたプログラムを提供します。発達障害を有する子どもの多くは、環境への意識的適応、すなわち状況を理解し、それに対応することが困難です。そこで、子どもの発達の状態に応じて環境（状況）適応のプログラムを設定するのです。

発達は環境への適応と同時に促進されます。知的能力とは、具体的には環境への適応が可能となるだけでなく、達成すべき目的なり目標を理解できることを意味します。そして達成感が子ども自身によって表現されたときに、発達としての意味をもつのです。

十六歳の女子高校生の場合は、次のようなプログラムにチャレンジしました。

まず、両手にもったボールを一、二、三のリズムをつけて、並べられている前方のボール

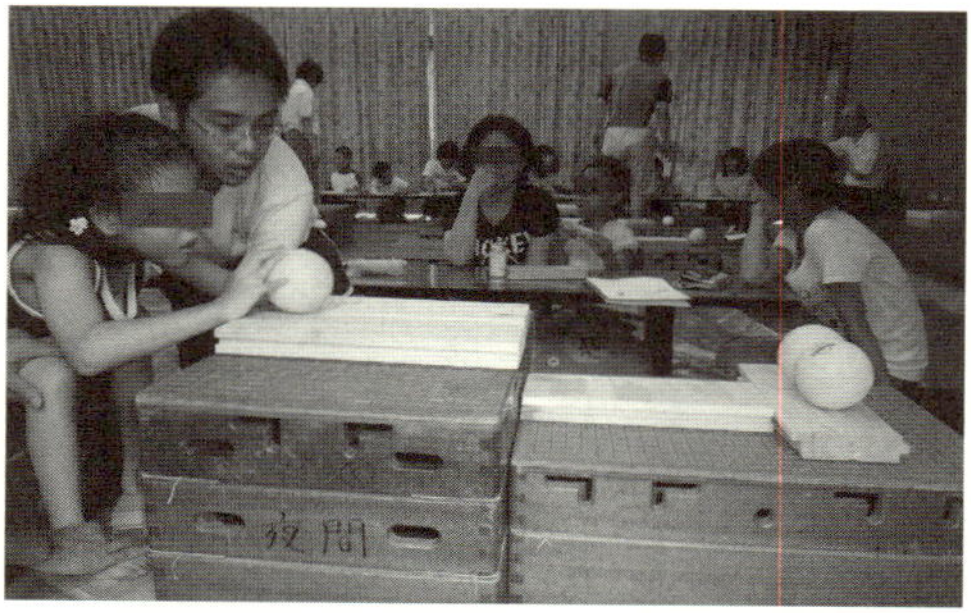

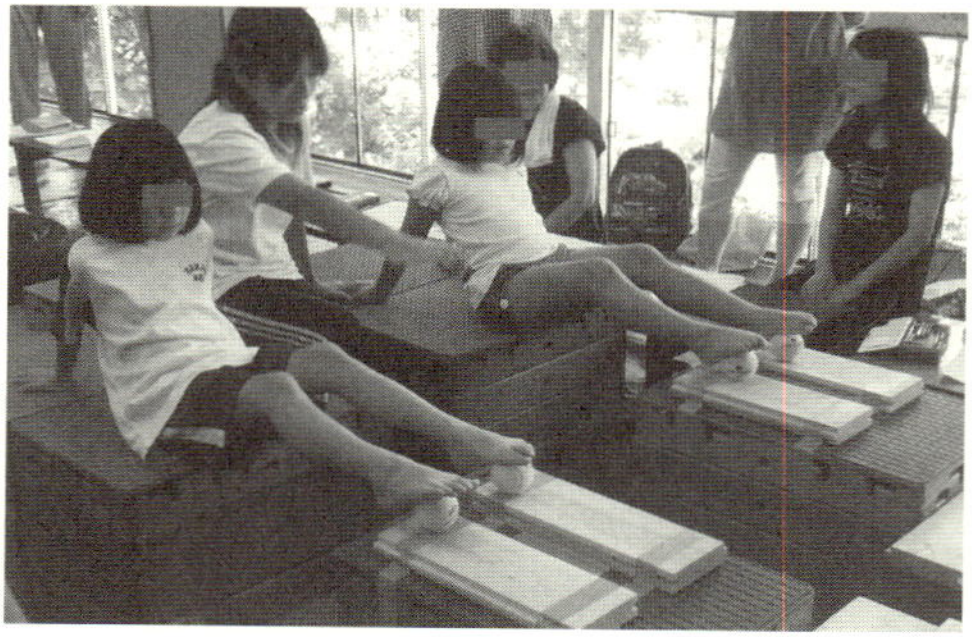

ボールをタイヤに入れるプログラム

一つひとつに当てます。当たったボールを巧技台の前方へと転がし、目標となっているタイヤのなかに落とし入れます。もちろん、ボールは跳ねますので、そう簡単にはタイヤのなかに入るとは限りません。

このボールによるタイヤ入れは、三回までしかできません。三回失敗したら、また最初からやり直し、別のボールに当ててボールをタイヤに入れなければなりません。三回のうち一回でもボールが目標に入れば、特定の点数がもらえます。子どもは三か所のボールをすべて目標に向かって入れることが期待されています。このボール入れゲームが終了したら、あらかじめ子どもに渡しているノートに回数に応じた枠を書いて、そのなかに各回ごとに得点を記入します。

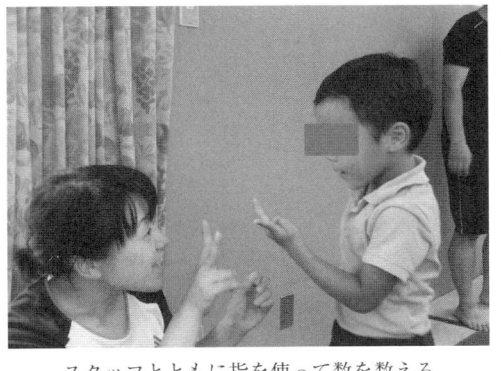

スタッフとともに指を使って数を数える

子どもはゲーム中はノートに記入できないので得点を憶えておかなければなりません。得点を忘れることがありますので、スタッフが記録しておいて記入のさいに丁寧に指導します。数を数えるさいは、子どもが確実に習得できるようにスタッフの指も用います。つまり手の指に刺激を与えながら習得しますので、子どもはしっかりと憶え、ゲーム化したプログラムに嬉々として参加するようになります。一つのプログラムに子どもが参加するのは短くとも二時間以上で、複雑化するにしたがって所要時間も増しますが、子どもたちの取り組みも深まります。

この女子高校生も、ほかの子ども同様に発達援助プログラムへの取り組みを深めていきました。自力で跳躍による身体運動ができるようになるにしたがって、かなり柔軟な姿勢も多様にとれるようになり、脳性麻痺による身体的不自由さ、ぎこちなさをほとんど見せることがなくなるまでに、丸二年を要しました。

クリニックに二、三年継続して参加している子どもは、長時間にわたってプログラムに集中することができます。プログラム中は順番が決まっており、また役割分担もあります。たとえば、目標地点にボールが入ったとき、そのボールを取り上げて、プログラムを行った子どもに「何点入った！」と大声で教えてあげます。そしてプログラムを終了した子どもとともに得点を確認し、それが終わったら手と手でバトンタッチをして、次の子どもがプログラムに参加します。

一つのグループは、およそ四～六名で構成されているので、プログラムの順番が回ってくるまでは所定の位置で順番を待つことになります。順番を待つ間、子どもたちは自分が経験したプログラムの評価をすることにしています。子どもによっては評価作業には振り向きもせず、落ち着きなく会場を走り回ったり、歩き回ったりします。そのようなときは担当スタッフが根気よく指導援助を続けます。

生きる意欲を引き出す

現在十歳になる男児はクリニックに参加して四年近くなりますが、定位置に座ってプログラムに参加し、落ち着いて評価作業に取り組めるまで、三年半くらいの時間を要しました。彼はクリニックに参加する前に、医療センターから重度自閉症と診断されていました。

彼が当初、クリニックにきたときは、いっときもじっとせず、ひたすらクリニック会場内を走り回っていました。母親は無表情のまま立ちつくし、父親がひたすら子どもの多動を抑制しようと試みるだけでした。私どもは「お父さん、お子さんを私どもに任せてください」と伝え、両親に落ち着いてもらうよう幾度となくお願いしました。かなりの年月を要しましたが、私どもは根気強く援助を行ってきました。その結果、無言状態であった彼も、少しずつながらも次第に親子関係がとれるようになってきたのです。

クリニックでの彼への対応は、ほとんど父親が担っていましたが、母親との関係も、少しずつとれるようになってきたので、二年ほど前から、プログラム中は父親に見守る側に回っていただき、母子での協同的なプログラム参加をお願いしました。

ある日のことです。母子がテーブルをはさみ対面してプログラムの順番を待っているとき、テーブルの上で、彼が母親の手をとり自分の頬に押し当てているのを、私は偶然見つけました。さらに別の手もとり、重ねるようにして自分の頬に押し当てていました。私は観察を続けることにし、午後のプログラムの待ち時間にも母子の様子を見ていると、二人で指ずもうなどの手遊びをしているのです。

すぐに、母子の後方で二人を見守っている父親に「あのような親子の遊びはいつごろからされているのですか」と尋ねると、「今日が初めてです」と言われます。私は思わず「よかったですね。お母さんとお子さんとの交流ができるようになったのですね。これまでの苦労が報われましたね」と申し上げました。それからというもの、母親はまるで別人のような明るい表情になり、子どもと共同してプログラムに取り組んでおり、また彼自身の発達も確実に進んでいます。

彼と同年のB君との共同プログラムを試みたところ、評価作業のさい、座席の距離が一メートル近く離れているにもかかわらず、B君が「ぼくのとった点数は何点だったかな」と彼にはっきりとしたことばで尋ねに行き、彼もまた「○点と○点とったよ」とB君に教えていました。それを聞いたB君は、すぐに自分の席においてあるノートの枠のなかに教えられた点数を書き入れました。B君も両親とともに七年以上もクリニックに来ており、彼と同様、重度自閉症と診断されていました。現在もこの二人は協同的にプログラムへ参加していますが、このとき以来、二人のことばによるコミュニケーション能力も向上し、それに伴って親子のコミュニケーション、言語表現が急速に見られるようになりました。

この二組の親子は、一度もかかさずクリニックに参加してきました。私どもにとっても、重度自閉症と診断されてきた二人の子どもたちは最大の治療目標でもあったので、そのプログラムの研究開発に全力を注いできたと思っています。

この二名の子どもたちがそうであるように、発達改善が少しでも進むと、例外なく子どもたちは意欲を示すようになり、発達の速度に高まりが見られるようになります。

前述した十六歳の女児も、高校三年間にわたって努力を続け、高校卒業後は難関である入学試験を突破して障害者（児）のための職業教育専門学校に入学しました。学校では主にコンピューターを専門に学び、卒業後は大手食品会社に就職、見事自立を果たしました。

このように発達障害を有する子どもであっても、少しずつ発達への道が拓かれてくると、自信がつくのでしょう、物事への取り組みに真剣さを示すようになり、「生きる意欲」そのものを身体一杯で示すほどになります。もちろん、子どもたちが発達変容を示すようになるには、親の努力も欠かせません。

思考・理解力を深める

十二歳になる男児は、小学校五年生になるまでは普通学級に在席していましたが、「普通学級での勉学についていけない」という理由で、六年時に特別支援学級に編入しました。しかし、支援学級に変わったころから学校へ行くことを嫌がるようになり、親はどうしたらよいのか分からなくなって相談にみえました。

私は彼の中学校への進学にあたって、普通学級を強く勧めました。その理由として、たとえ勉学が思わしくいかなくとも、学校生活のなかで親しい友人ができることが子どもの発達にとって何よりも必要です、ということを親に申し上げました。

彼は小学一年生から五年間、普通学級に通っていたので、クラスのなかには彼の世話をしてくれる友人がいました。彼は、その友人たちと接することを何より楽しみにしていたようで、編入により友人たちとのかかわりが切れてしまったことが不登校の原因ではないかと考えられました。というのは、彼は昼には登校し、給食を食べているとのことだったからです。給食時間を学校ですごせば普通学級の友人たちが声をかけてくれるので、友人たちに会いに登校していたのではないかと思われます。

ご両親は、不登校中の家庭でのすごし方が分からないと言われるので、私は不登校の時間帯でも家庭で有意義にすごせるためのプログラムを作成し、それを実行してみてくださいと提案しました。

具体的には、そうじ、洗濯物の整理など、母親が日頃一人でしている家事を彼と共有することを基本に、また畑をもたれているとのことから、畑での草むしりや手入れなど、プログラムはいくらでもつくれるのではないでしょうか、と提案したのです。ただし、すべてのプログラムは親と彼が共有して実践すること、子どもへはことばによる指示・説明は極力せず、身体で仕方を伝えること、つまり、手ぶり、身ぶりことば（身体像言語）を徹底することをお願いしました。そして、彼が一つのプログラムを達成したら、彼の両手をもって賞賛・感謝の意を示し、次のプログラムへの導入を励ますように提案しました。母親は、私の提案を参考に、家庭での実践に取り組みはじめました。

それから三か月がすぎたころ、次のクリニックの時期が近づいてきました。彼は元々おとなしい性格なので、日頃の話しことばもか細く、加えて恥ずかしがり屋なので、自分の方から人に話しかけることは滅多にありませんでした。しかし、クリニックを控えたある日、母親が買い物に行くため彼に留守番を頼んだところ、買い物から帰宅したさいに一枚の書置きがありました。そこには「畑に行ってきます」という簡潔な文章が記されていました。それは、彼が書いた母親への初めてのメッセージでした。親とともに畑ですごす機会が多くなるにしたがって、彼は次第に野菜や果物に関心をもつようになり、最近のクリニックでは畑の作物の写真を幾枚も持参し、それを私どもに見せてくれました。

親子の絆を深める

紹介した十二歳の男児は、私のクリニックでは「Aグループ」に属しています。Aグループは、親子関係づくりを土台とするプログラムから始まり、人間関係づくりを中心とした多種多様なプログラム経験をした末にたどり着くものです。彼の場合は、他人との自主的交流はなかなかできませんが、クリニック参加当初から家族との人間関係はそれなりにできており、クリニック参加で、すべての子どもが経験する発達援助プログラムを二日にわたって行ったところ、すべてのプログラムをこなしたので、思考・理解力を必要とするグループへの参加を試みたのでした。

次の頁の写真はAグループのプログラムの一例です。子どもは段差のある巧技台で両脚を揃え、三段以上の上位跳躍移動を行い、最終の巧技台に前方向きに両脚を揃えて出し、座位をとります。

写真にあるように、まず両脚を合わせ、両脚の真中にボールをのせ、静かに足先まで落とし、足先でいったん止めて、静かにボールを落とします。次に、落としたボールを両脚の土踏まずではさみ、はさんだままの状態で前方の巧技台にのせ、左右どちらかの脚の土踏まずで、一、二、三のリズムをつけて前方のボールに当てます。当たったボールはさらに前方のボールに当たり、巧技台の下におかれた器に入ります。これが得点となり、ボールの種類によって得点数は異なります。

このプログラムは五回続けて行い、四、五回目が得点となります。器のなかにはあらかじめ動植物などの写真を入れた封筒をおいておき、得点に加え、その封筒も得ることができます。写真には、動植物の原産地などが記されているので、子どもは自分の席に戻ってすでに配布されている日本の地図を参考に、原産地などを探し出して確認し、自分のノートに張り付け、得点も記入します。

子どもは一日約四時間以上もプログラムに参加し、評価作業を行います。Ａグループのプログラムは変化していくので、達成がむずかしくなっていきますが、時間をかけるほど、子どもは「やる気」を見せ、取り組みに集中していきます。Ａグループのプログラムは、一人で行うものから二、三人一組というように、協同的取り組みへと発展させていきます。

前述した十二歳男児に限らず、親子関係がとれるようになった段階においても、子どもに

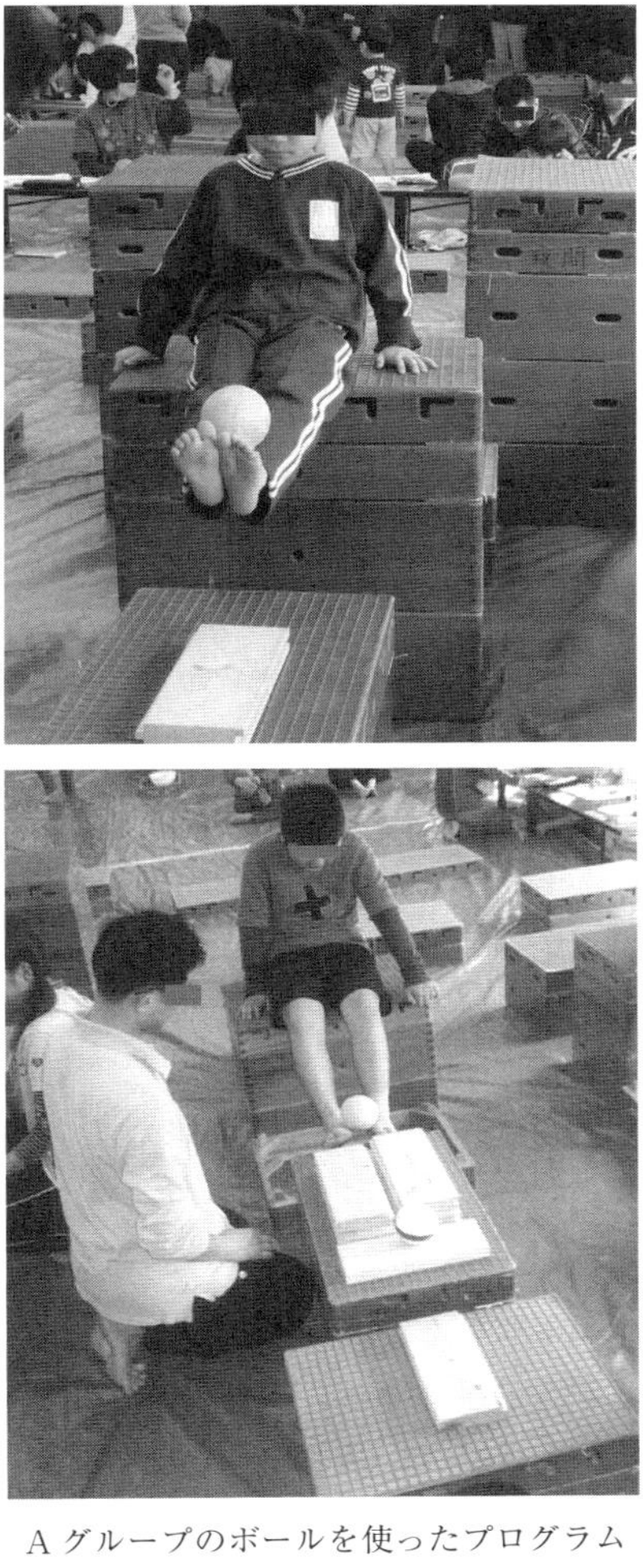

Ａグループのボールを使ったプログラム

とって一番身近な存在である母親の役割は極めて大きいのです。クリニックは子どもの発達のステップアップというか、発達促進の契機を提供する役割を担っていると考えています。クリニックに参加している子どもの多くは、しつけがしにくいため、しつけができていません。私は子どもの両親との初回面談の折には、必ずしつけについてできるだけ詳しく、より科学的に説明・助言をしています。前述の男児も、家事や田畑の仕事を共有することで、親子の愛着関係を深め、絆を確かなものにしていったのです。

彼は、まず、洗濯物のなかから、簡単なたたみ方ができるタオル・ハンカチを取り出し、母親と一緒にたたむことからはじめました。徐々に家族全員の下着を分類して整理するようになりました。これを日常的に行うことによって、親子の交流も深まり、整理した物の出し入れもスムーズにできるようになっていきました。洗濯物の整理をした二年間で、彼の言語の発達は年齢に相応するほどに進んだのです。それからというもの、メイクベット、食器洗い、掃除、庭の草取

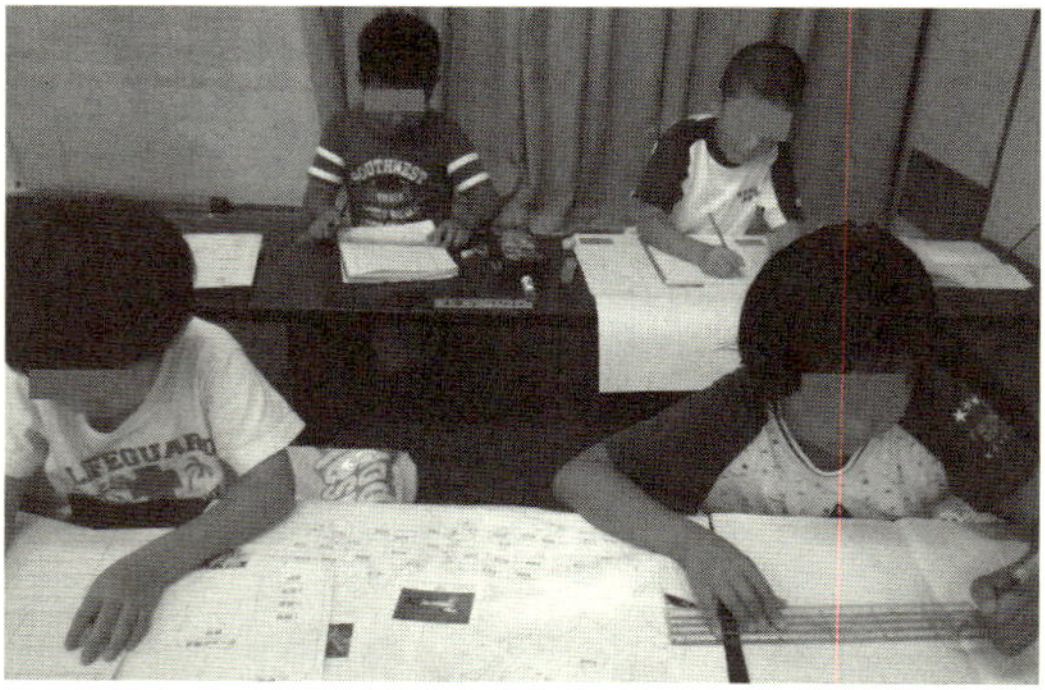

評価作業

り等々、母子の家事の共有が進みました。

その結果は、クリニックに顕著に反映されました。彼は意欲たっぷりに複雑多様な発達援助プログラムへ参加し、評価作業も積極的にこなすことができるようになり、著しく思考・理解力が向上しました。その効果は、学業にも反映し、予習・復習もしっかり行い、小学校二年のころより学業は向上、四年次の一学期の成績は学年で上位になったほどです。

私どもは、彼の学校、家庭での状態に加え、クリニックでの目覚ましい発達向上について検討した結果、彼が正常な発達軌道をたどっていることを確認し、クリニックを卒業させました。

十二歳になった現在も、彼は自発的に家事をこなしているそうです。学業も良好で、ソフトボールの選手です。五歳当時に出会ったときとは考えられないほどの発達を遂げ、将来に向けてがんばっています。

さらなる発達援助を求めて

発達障害を有する子どもたちは、全身運動（粗大運動）を支えながら細やかな運動（微細運動）を同時に行うことがむずかしく、それが発達障害の特徴ともいえます。何故なのでしょうか。

それはこれまで述べてきたように、中枢神経系のはたらき（機能）に不全が存在するからであろうと言われています。

私は、この中枢神経系のはたらきを正常化させるために、両脚を交互に伸展させる歩行運動を土台として、バランス・リズムを伴う両脚を揃えての跳躍運動などの粗大運動を行うプ

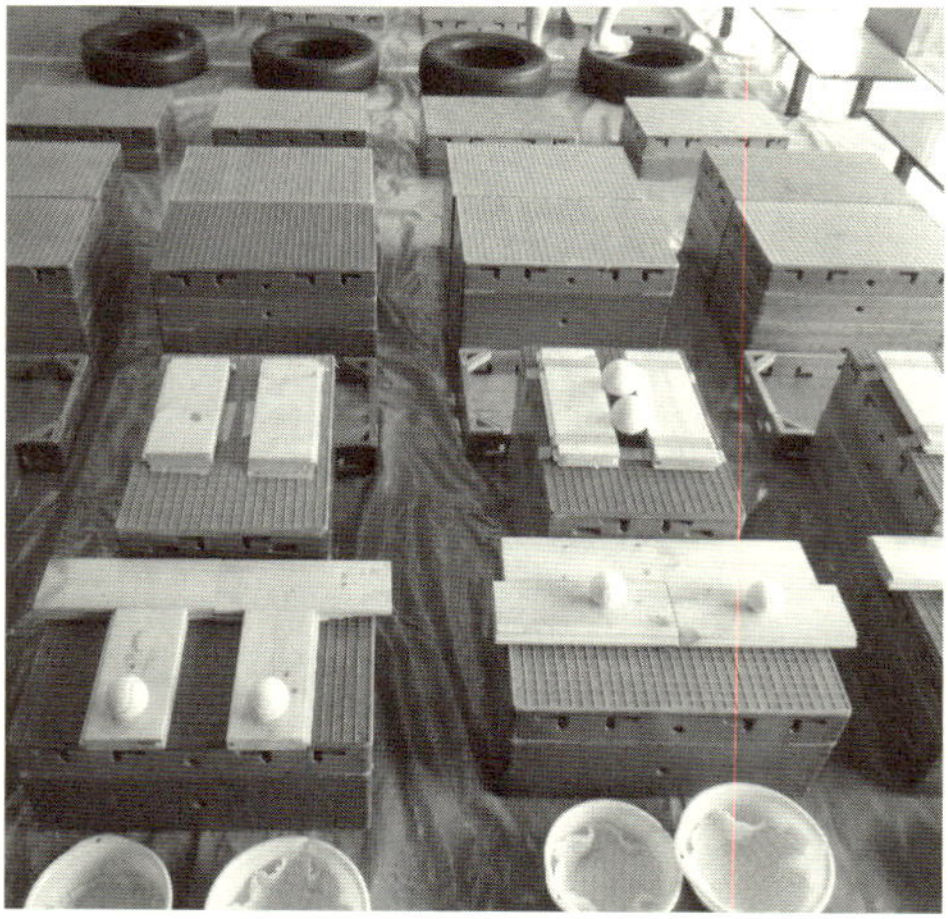

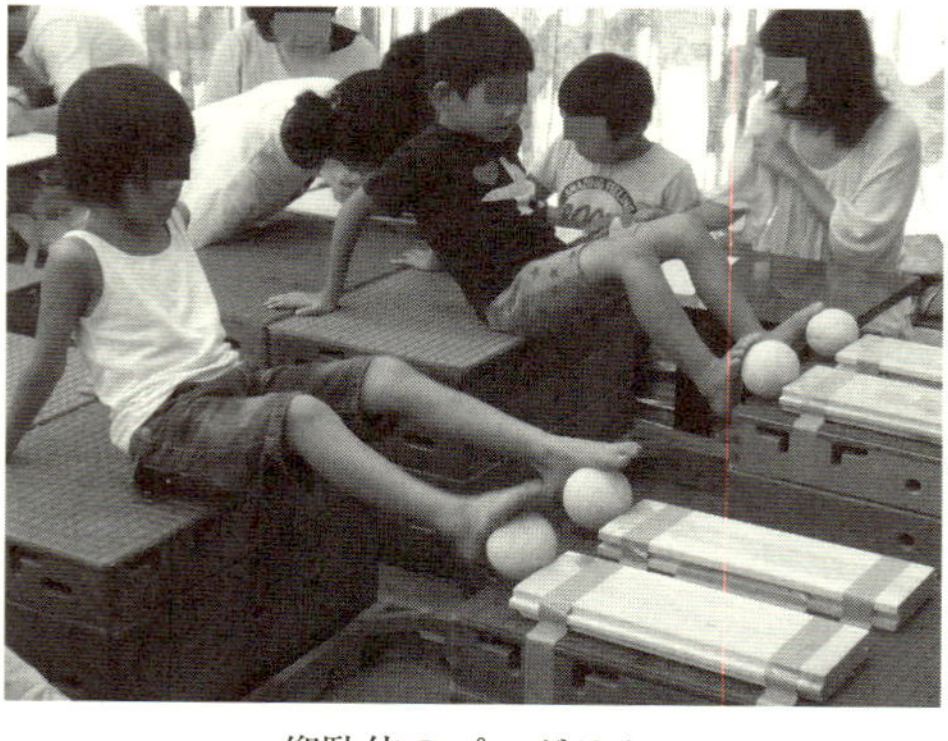

仰臥位のプログラム

ログラムを提供することが、発達援助の基礎となるのではないかと考えました。もちろん障害を有する子どもたちの最大の課題である、母子関係づくりを含めた人とのコミュニケーションづくりは、これまで述べてきた発達援助プログラムの中心的要素でしたが、障害を克服するための決め手となる発達援助法が、なかなか見つかりませんでした。

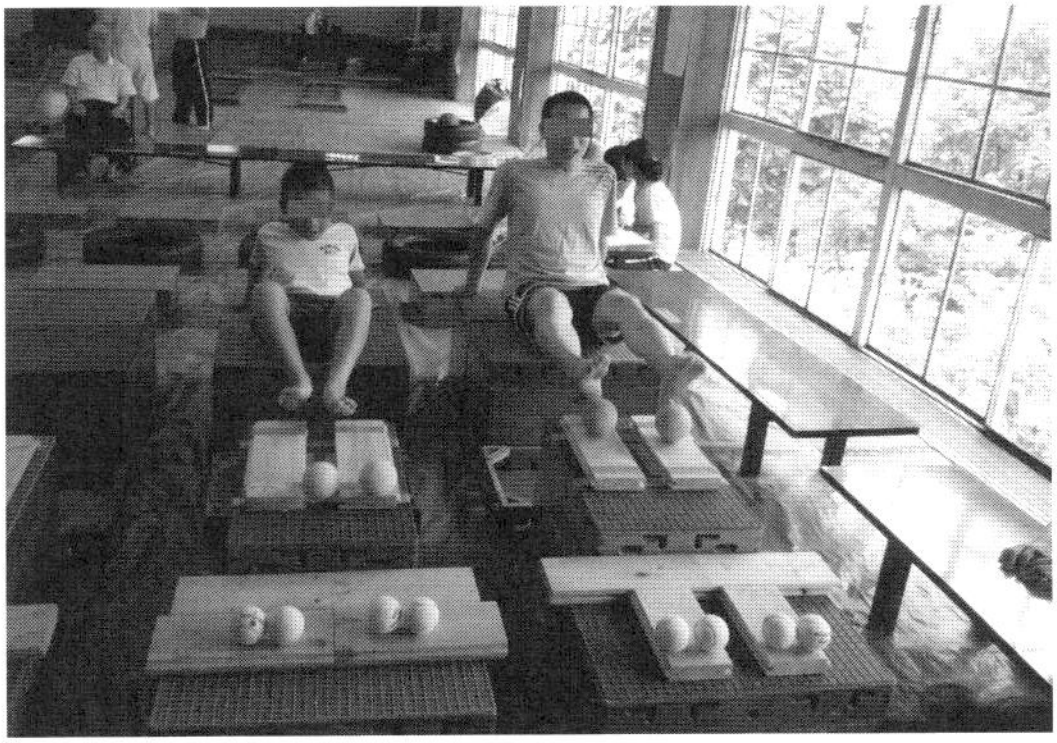

親子で一緒に

さまざまな角度から研究を重ねた結果、米国において五十年以上にわたって発達障害の臨床研究に携わり、様々な発達援助法を提起してきたケパート（N. C. Kephart）の提唱に、中枢神経系の活性化に貢献できそうな援助法の紹介があったので、二〇一一年十二月に行った四泊五日のクリニックで、その援助法をプログラム化して臨床を行いました。

この発達援助法は、「両側性動作」を中心としてなされるものです。具体的には、写真で示すように身体の後ろ側に両手をつき身体を支えます。さらに両脚を揃えて巧技台に上げ仰臥位（両腕で身体全体を支え、仰向けの姿勢をとること）になります。

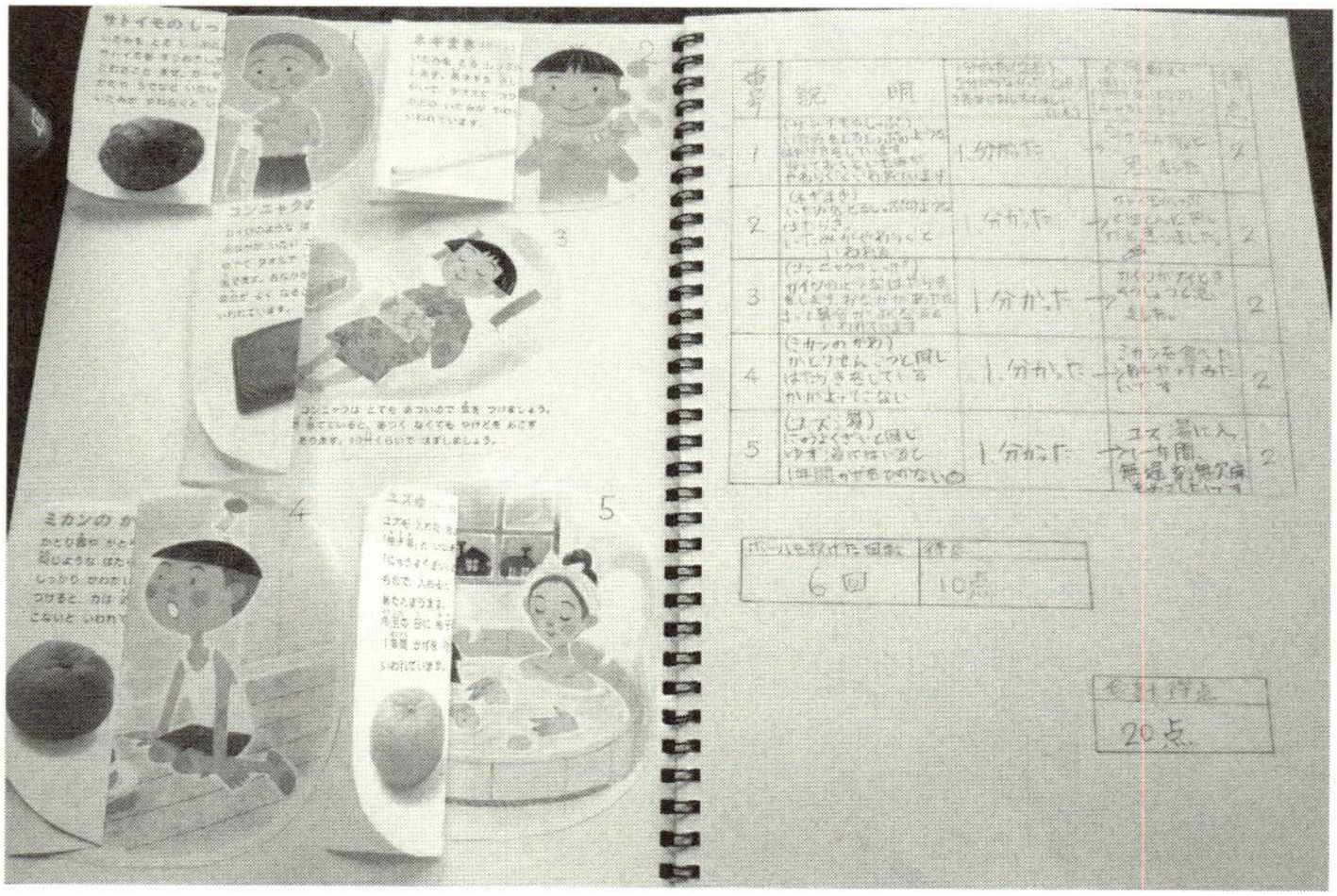

評価作業のノート

次に、腰を巧技台に押しつけながら動かすようにして、両脚を巧技台に上げて伸ばすようにします。この動作をとるときには、常に手や足の位置を認識させながら行うように促します。巧技台との接触からくる触覚は、この認識を強化させます。

　このような単純な動作は、片側のみはできても、両脚では困難を示す子どももいます。また、ここまでの動作自体はできても、両脚を用いてボールをはさみ、はさんだボールを前方の板の上にのせ、足の裏（土踏まず）で押さえて目標に向けリズムをつけて転がすなどの全身の動作が加わると、対応できない子どもが続出します。しかし、根気強く子どもを励ましながらプログラムに取り組むように援助を続けると、ほとんどの子どもがプログラムを達成できるようになります。

親にも、このプログラムに参加してもらいますが、親の方ができず、子どもは自分の方ができると大喜びです。そして次々に展開するプログラムにも懸命に取り組むようになり、二人一組で行うプログラムにも協同して取り組みます。評価についても二人で話し合いができるようになり、発達促進が著しく見られるようになりました。

これまで本書において紹介してきた発達援助法は、極めて基本的なものです。発達が一定の軌道に乗るにしたがい、さらに発達が促進されるプログラムを用意する必要があります。私どもは、子どもの発達ニーズに応じた、中枢神経系の働きがさらに促進されるためのプログラムの開発研究に、常に取り組んできました。

仰臥位のプログラムもその一つです。このプログラムは、中枢神経系の正常なはたらきなしでは達成できないので、現在、私どもは、このプログラムの充実化と多様化をはかって研究を重ねているところです。

Ⅵ

家庭環境の改善に始まる発達治療

発達障害と基本的生活習慣

発達障害を有する子どものしつけ（育児）は大変むずかしいものです。第一に、当の子どもは〝しつけ〟されようとしません。一般的に〝しつけ〟は、歩行の自立が見えてきてから徐々にはじめ、三歳ごろまで続きます。その後も、思春期まで必要なことですが、三歳までは、とくに家庭における基本的生活習慣のしつけが中心となります。子どものしつけは、ことばによる説明では成り立ちません。発達障害を有する子どもの多くは、母親とのコミュニケーションがほとんどとれません。コミュニケーションがとれなければ、しつけがむずかしいのは当然です。

発達障害を有する幼児期の子どものほとんどが、離乳期から偏った食生活を送っています。子どもが〝しつけ〟に全くといってよいほど応じないので、母子関係が成り立たず、〝しつけ〟のしようがないのが実態です。親は〝ことば〟さえ出ればと思い込んでいて、しつけの重要さには気づかないことが多いのです。成長・発達に不可欠な栄養が不足していますから、健康体として育ちにくく、風邪などに罹りやすかったり、すぐに発熱したりと、親の悩みは続きます。

最近、私のところに来た三歳五か月の男児は、手による接触に反応しませんでした。やっとの思いで彼を私の膝に座らせることができたので抱きかかえると、お腹が膨らんでいるのに気づきました。早速「これは肥満ですね」とお母さんに申し上げると、お母さんからは「この子は白ごはんしか食べず、また何杯でも食べるんです」という答えが返ってきました。「発達障害を有するうえに三歳で肥満になると発達治療は大変です」とお話し、徹底した食生活の改善について説明して、実践をお願いしました。

彼に限らず、発達障害を有する幼児期の子どものなかには、特定の食品しか摂らないというケースは少なくありません。また親もそれを受け入れてしまっています。

子どもの朝食はチョコレートと決まっている発達障害を有する六歳になる男児がいます。親も、我が子が喜ぶので朝食はチョコレートと思い込んで、改善しようとはしません。彼は、保育園での昼食はあまり口にしたがりません。

発達障害を有する子どもの多くが、食生活上の課題を抱えています。その共通課題は食品摂取の問題です。

私は発達障害の初期の諸症状のなかで、固形物の食品の不摂取（噛めない、飲み込めない）の症状が際立っていると考えてきました。とくに乳児期をとおして哺乳力がなかった、または弱かった子どもたちは、離乳期（平均生後五か月半ごろ、体重約七キロ）に入っても離乳食を受けつけなかったというケースが多く見られます。受けつけないというよりは、離乳食を飲み込めなかったケースが目立ちます。しかし、食物摂取は子どもの成長・発達に欠かせないので、受けつけない食品は提供せず、子どもが受けつける食品を提供し続けています。その主なものは〝白米〟です。白米にふりかけというパターンも少なくありません。

発達障害を有する子どもの離乳の開始は概して遅く、私のところに来る子どもの離乳期は、平均すると八か月以降です。

望ましい離乳開始の時期は平均五か月半～六か月ごろとされ、ちょうど人見知りの時期と重なっています。この時期は母子の愛着関係ができあがっており、子どもは食品を摂取するさいに、親の表情ややさしい声かけに反応するかのように離乳食を受けつけるのです。当然、離乳食に含まれているいろいろな食物を口のなかに取り入れ、噛んで飲み込めるまでに摂取能力が育っています。この摂取能力は、離乳期をとおしていっそう育てられていきます。

乳児期の子どもの成長は著しく、出生時の平均体重三〇〇〇グラムが十二か月で約三倍の九〇〇〇グラムまでになります。内臓諸器官、筋肉、骨の形成が目覚ましいのですが、この身体的成長は離乳食の正常な摂取があってこそ可能なのです。また離乳食は子どもの食品適応能力を養ううえで欠かせません。子どもが離乳食を受けつけないからといって、うどん、パンがゆ、米のおかゆなどの炭水化物の単品のみを提供していけば、炭水化物はエネルギー源ですから、必要なだけ消費されたら残りは脂肪となって体内に吸収蓄積され、肥満の素地をつくっていくのです。

リズムのある生活と母子関係

子どもの正常な成長・発達に欠かせない食品（栄養）は、高タンパク質とビタミン、ミネラル類などを含んだ食品です。しかし、一度習慣化してしまうと、子どもの食生活の改善への対応は極めて弱くなります。そこで私は、食生活に課題を抱える子どもたちの食生活の改善を発達クリニックにおいて実践しています。クリニックは短期間ですが、それでも効果をあげています。

発達クリニックの一つの目的は、四泊五日の日程のなかで、子どもがリズムのある生活が送れる機会を提供していくことです。間食はいっさい提供せず、食事は朝、昼、夕の三食に限定し、食事時間も決めています。また夕食前に入浴をさせて、夕食での食欲増進に努めています。なにしろ一日約四、五時間にわたって身体運動を伴う発達援助プログラムを親子が一体となって行うので、子どもに限らず親もスタッフも身体的に疲労し、食事が待ち遠しいくらい空腹になります。クリニックの一、二日間ほどは、小食や偏食、食事に応じないなど

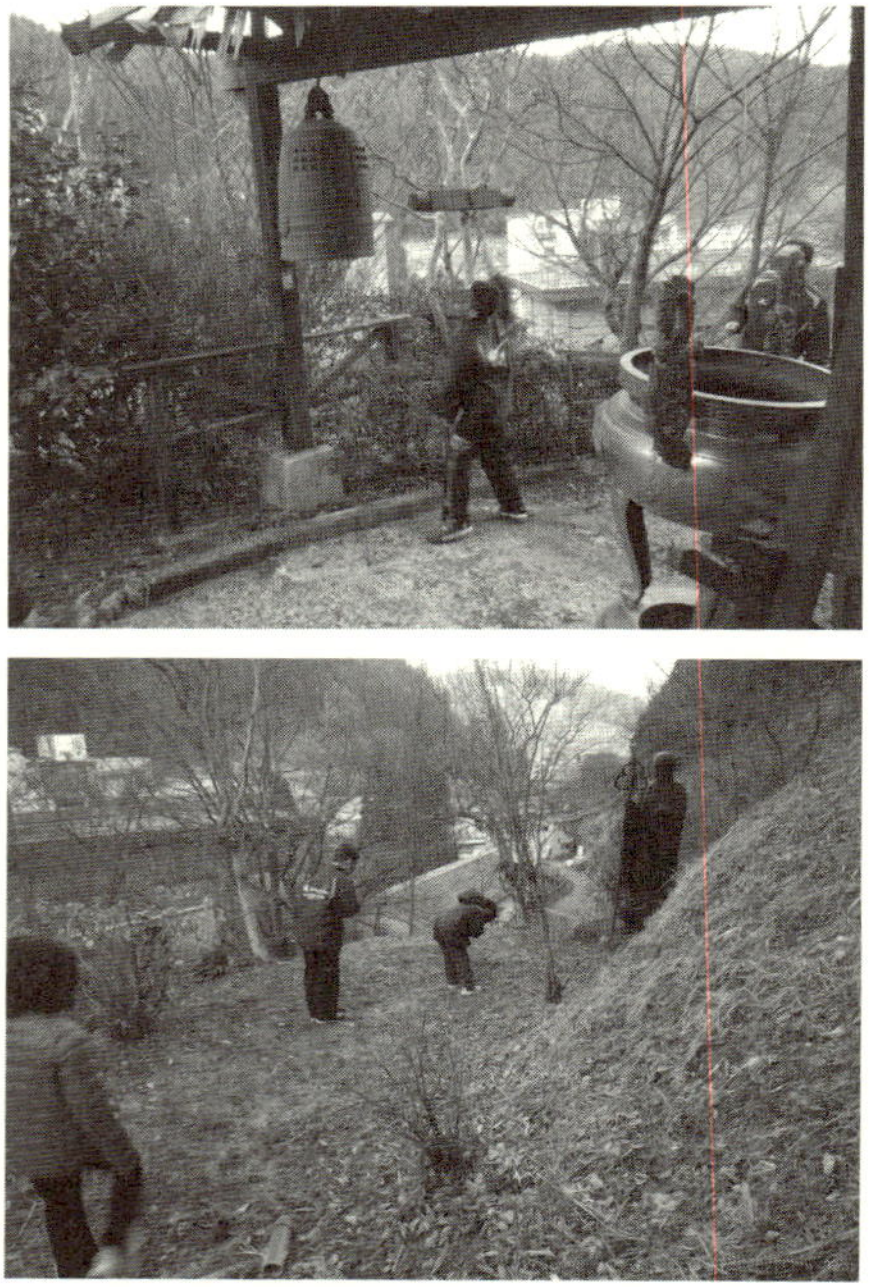
クリニック中の朝の散歩風景

の食事不適応を示す子どもも少なくありませんが、三日目の朝食くらいから旺盛な食欲を示すようになり、出された食事を平らげてしまうほどです。

午後には約二時間にわたる身体運動を伴うプログラムを行い、その後、温泉に入浴します。なので夕食はいっそうの食欲を示します。そして午後八時ごろには就寝に入り熟睡となります。親と一緒に寝ますので、初めてクリニックに参加した親は子どもとともに寝入ってしまうことがしばしばあります。

朝は六時をすぎるころからホテルの広場から子どもの声がホテルのなかまで響いてきます。子どもたちの声は日に日に元気になり、高まってきます。三日目の朝ぐらいから親子が手をつなぎ散歩に出かけるほのぼのとした光景も見られるようになります。何回もクリニックに参加している子どもたちは、友だちと誘い合って親たちと一緒に散歩することも、今では当たり前のようになりました。

バランスのとれた食事と熟睡、そして十分な身体運動で、子どもたちは日中行われるプログラムにも次第に自発的に参加するようになり、夢中になってプログラムに取り組む姿も見えてきます。

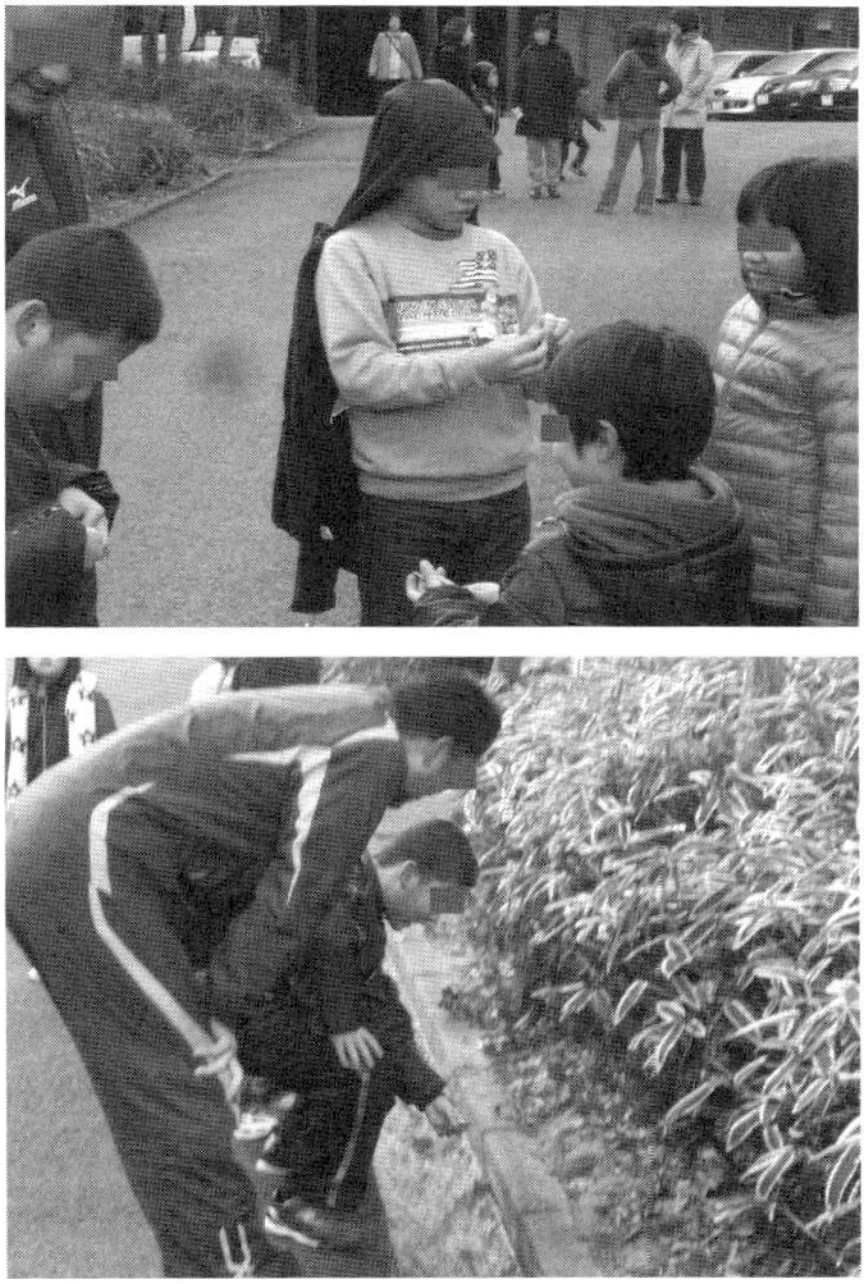

クリニック中の朝の散歩風景

このように発達クリニックに参加を重ねていくうちに、親子関係も発展し、家庭での〝しつけ〟も徐々に可能となり、とくに母親が育児に自信をもてるようになってきます。つまり子どもの発達促進に向けての努力も少しずつ実っていくのです。朝に母と子どもが手をつないで散歩することは、母子関係の芽生えを示すものであるだけに、その日のプログラムの過程では、母子関係のいっそうの強化が期待できます。

早寝早起きの習慣はもとより、食生活の改善など、リズムある生活習慣が少しずつ確立するにしたがい、そのお母さんも、子どもとも接しやすくなってきたような感じがするといわれます。

食生活のあり方

生活リズムづくりで食生活は、大変重要です。発達障害の有無にかかわらず、朝食不振の子どもは、午前中、元気がなく、無気力化しやすくなります。朝食を摂らなかった発達障害のある子どもの場合、朝から機嫌が悪かったり、身体を横たえてゴロゴロしたり、無気力な状態を示したりすることが多いのです。しかし、昼食（給食）後には顔色もよくなり、笑顔も見せ、心身ともによい状態を示すことがあります。

発達障害を有する子どもは起床後の心身の調整もとりにくく、意識的な身体活動をする心身のしくみが弱いことから、起床後に食欲を示すことが少ないので、朝食はほとんど摂らないか、摂ってもジュースを飲むくらいなど小食になりがちです。

また、発達障害のある子どもは、食生活への適応状態が良好でなく、偏食も多く、特定の食品しか摂取しないことも少なくありません。それゆえに、栄養上のバランスも崩れ、心身のリズムをとりにくくしている面があります。しかし、子どものための望ましい食生活習慣づくりは、健全な生活リズムをつくる土台となるものです。

乳幼児期は、人間の一生涯のうちで最も発育が盛んな時期であり、この時期の食生活は健康な身体づくりの基盤となります。とくに、内臓諸器官などの臓器は、満四歳ごろまでに約五〇%ほどの発育曲線をとります。また、神経系統（脳組織）などの発育は、ほぼ六歳ごろまでにおよそ完成します。それだけに、健康な成長・発達に食生活の果たす役割はきわめて大きいのです。

よい体質のために身体づくりは、心身ともに健康な成長・発達には不可欠であり、そのような身体づくりには、まず食生活です。

タンパク質は、乳幼児の筋肉、臓器、神経などの成長に必要不可欠であるばかりでなく、体液、酵素やホルモンの構成材料としても必要です。

カルシウムなどのミネラルは、骨格や歯などの材料となります。とくにカルシウムは筋肉の発達にも欠かせない重要な成分であり、カルシウム不足や欠乏は、以下の疾患の原因になっています。

①疲労しやすく、病後の回復が困難になる

②心臓機能の低下
③大動脈の弾力性の減退
④肝臓機能の低下
⑤胃の減酸症（胃液中の胃酸が少ない）ないし無酸症（胃液中の胃酸がまったくない）の発症により、消化吸収障害や腸炎を起こしやすくなる
⑥白血球が減少し貧血になる
⑦虫歯、歯槽膿漏にかかりやすくなる
⑧便秘になりやすい
⑨骨・筋肉の発達不良など

また、カルシウムは中枢神経系の細胞に多大な影響を及ぼすので、日常生活のなかで十分カルシウムを摂る必要性があります。

カルシウムを十分に摂っていてもリン酸塩が添加されている加工食品を日常的に摂っていれば、カルシウムはリン酸塩と結合して尿とともに体外に排出されてしまうので、カルシウム不足・欠乏に陥り、身体が酸性化しやすく、疾患などにかかりやすくなるのです。また、カルシウム不足は貧血のもとでもありますから、貧血による脳組織（中枢神経系）への酸素の供給が低下し、発達を鈍らせます。

リン酸塩が含まれている加工食品にはリン酸塩の使用が表示されていますが、主に、インスタントラーメン、ハム、ソーセージ、コーラ飲料、アイスクリームなどがあげられます。カルシウムは魚介類、海草、牛乳などに含まれています。ただし、牛乳はアレルギーを起こす子どももいるので注意が必要です。

乳幼児期の子どもは、毎年六、七センチずつ身長が伸びるので、手や足の骨も成長します。骨は、カルシウム・タンパク質を主な原料にして、これにビタミンDの作用が加わってつくられます。このビタミンの供給は、野菜類などの食品からなされます。

ビタミン類は子どもの身体の成長にとって潤滑油的な働きをします。つまり、身体の酸性化を予防し、身体を活性化する働きです。身体の酸性化は、具体的には、血液、体液、ホルモンなどの酸性化であって、抗病力の低下、疲労しやすい、無気力をもたらします。

野菜類はアルカリ食品として身体の酸性化予防だけでなく、その繊維分が、便通をよくし、身体全体の調整をする働きをします。また、緑黄色野菜はカロチンや鉄、海藻類はヨードの源というように、子どもの発育に欠かすことのできない重要な役割をもっています。さらに、血液の酸性化を防ぎ、眠りを良くし、抗病力をつけてくれるので、ビタミン類（ビタミンA、B、C、D類）を豊富に含んだ野菜類は、乳幼児の食生活にはなくてはならないものです。

成長期の子どもにとって望ましくない食品の摂取は、体質を歪めるだけでなく、抗病力を低下させ、小児生活習慣病などの慢性疾患につながるような疾病の発症や、骨折などの事故をもたらしやすいなど、様々な問題があるのです。

以上のような食生活にとっての基本的理解を前提として、次に、発達障害を有する子どもと食生活についてふれてみます。

食品摂取の問題点

発達障害を有する子どもの多くは、離乳食を含め積極的な食品適応が困難であり、本来の健康な身体づくりにつながる食生活の習慣形成がなされていない場合が多いようです。望ましい食生活を送ることは、子どもの健康な成長・発達にとって欠かすことのできない要件なのですが、発達障害を有する子どもの場合、望ましい食品摂取が困難である場合が多く、その理由について十分理解しておくことが大切です。

①神経生理学的な原因から吸引力の弱さが根底にある（新生児期に乳を吸う力が弱かったなどの生活弱化現象が見られる）。

②吸引力の弱さは咀嚼力の欠如、弱さにつながり、固形物を咀嚼し飲み込めないなどの問題が、乳児期全期にわたって見られる（離乳期における固形物の不摂取は、発達障害を有する子どもの特徴の一つ）。

③脳性麻痺の子どもに典型的に見られるように、運動中枢の不全による吸引、咀嚼などの困難がある。

④吸引、咀嚼、飲み込みなどの機能があっても、意識的な食品摂取へのはたらきが困難な場合に、咀嚼不全が見られる場合が少なくない。

⑤咀嚼力などの欠如、不全が存在するため、望ましい食品摂取ができにくく、流動食的な食品摂取が多くなり、結果的に咀嚼力を養う機会を失いやすい。

⑥流動食に加えてジュースや口内で溶解可能な刺激物的な食品（チョコレートなど）の摂取が日常化し、本来の食品への適応能力が育てられず、ますます刺激を求めるような食品生活に陥りやすい（糖質分、塩分、カレーなど）。

望ましくない食品

①糖質分を中心とした食品（チューインガム、饅頭など）

②塩分の濃い食品（塩づけ魚肉、漬け物類など）

③化学製品の入った食品（炭酸飲料、コーラ、インスタント食品など）

④刺激の強い飲み物（コーヒー、紅茶、ココア、緑茶など）

⑤刺激の強い菓子類（チョコレートなど）

⑥香辛料（こしょう、しょうがなど）

避けたい食品

①なま物（肉類、魚類など）

②バナナ、糖質分の多い果物。デザート的な与え方以外、単品では与えない方がよい（バナナは空腹時に単品で与えると、消化不良を起こすことがあるので気をつける）。

③糖質分の多いみかんは、午後一時ごろまでに一回につき一個（幼児）、二個（小学生）をめどにし、デザートとして与える。

望ましくない刺激物

発達障害を有する子どもの食品摂取で気をつけなければならない点は、糖質分、塩分、刺激物を摂ることによって、淡白な味をした望ましい食品を受けつけなくなることがあることです。

一般的に食品を味わう味覚中枢は、ほぼ二歳ごろまでにできあがるので、それまでは可能な限り薄味で、食品そのものの味を経験させることが、すべての子どもに必要です。その経験をとおして、食品を味わうという食生活への適応能力を身につけていくのです。

糖質分などの甘味の食品摂取を控えることは、虫歯予防だけにとどまらず、けいれん発作などの予防にもつながります。また、塩分の摂りすぎもけいれんを誘発することがあります。一度にみかんを五個食べてけいれんを起こした例、塩分の濃い菓子を三袋食べてけいれんを起こした例があります。

望ましい食品をほとんど摂らず、糖質分を中心とした食品を集中的、日常的に摂取すると、血中の酸素の燃焼率が急激に高まり、パニックを起こしたり、ぐったり疲れたり、ひどい場合には脳への酸素補給が不足し、突発的に低血糖症をもたらすこともあります。とくに、血液中における糖質分の燃焼後に子どもは不安定になり、さらに糖質分を求めるなどの慢性的な糖質摂取中毒になりやすいので、こういう子どもには糖質分を控えることが必要です。

食生活の基本的あり方

発達障害を有する子どもは、自発的に身体を使って運動をすることが少なく、元気よくエネルギーを消耗する健常児に比して、エネルギーの消耗が少ないので、間食（おやつ）はほとんど必要としないくらいです。むしろ、質のよい食品を三度の食事でしっかりと提供することが大切です。

発達障害のある子どもの三度の食事の基本的なあり方としては、朝と昼に重点をおき、とくに朝をディナー型（十分なタンパク質、ミネラル、ビタミンを提供）、昼は朝に準ずるものとし、夕食はタンパク質、ミネラル、ビタミンを中心にして、できる限り炭水化物を減らします。

夕食に炭水化物を減らす理由は二つあります。

一つは、子どもの熟睡を助け成長ホルモンの分泌を促すためです。成長ホルモンの分泌には、良質な動物性タンパク質（とくに魚類）と質の良い睡眠が必要です。夕食に炭水化物を摂取するほど体内への吸収に時間がかかり、成長ホルモンの分泌が緩慢になります。その結果、眠りが浅くなり熟睡できにくくなるのです。

次に、けいれん発作などの予防です。血糖値を上げるような食品を摂取した後に就寝すると、けいれん発作を起こしやすいことが知られています。

食事の時間帯

食事時間を決めて守る努力をすることは、身体のリズムを整えるうえで不可欠の条件です。朝食は六時半～七時半、昼食は十一時半～十二時、夕食は五時半～六時半が学童期以下の子どもの望ましい食事時間とされています。

生活リズムづくり

発達障害の有無に限らず、子どもにとって健康でないということは、極端な場合には生存を脅かされていることになりますし、また、生きる意欲を低下させます。健康を維持し増進していくには、日常生活において心身の健康のリズム（身体の調整）がとれるような日々の生活を送ることが大切です。

発達障害を有する子どもの多くは、自分でリズムに沿った生活をすることが困難であり、心身のリズムづくりと生活リズムづくりが統合できるように援助することが必要です。生活リズムは、自然には身につきません。一般的に、子どもは生後七か年以上にわたるしつけをされて、心身のリズムと生活リズムがしっかりと合致し、それが身につきます。発達障害を有する子どもの場合も、生活リズムづくりには長い時間をかける必要があります。

心身の健康な発達を促進するための生活リズムづくりの留意点を次に示します。

運動について

発達障害を有する子どもの多くは、心身の調整がとりにくいうえに、自発的な身体活動をすることが少なく、また過保護も加わって慢性的運動不足になりやすいので、彼らの運動不足を解消させることが、生活リズムづくりの第一歩といえます。

歩行を中心とした散歩的な運動からはじめ、毎日少しずつ距離や時間を延ばしていきます。歩行運動は、一人でさせるのではなく、ワーカー（Worker）や親が子どもの片手のひらを軽く握って、リズムをとりながら歩きます。手をもって歩くのに慣れてくると、子どもとワーカーとの協調運動が生じてきます。協調運動は、一緒に歩いているという実感をもたらし、心のつながりともなります。

たとえば、保育園での歩行運動は、園庭、廊下などを利用し、子どもが嫌がらない限り、たっぷり時間をかけて行い、一回平均二十分～三十分で終えます。子どもが応じないときには、無理強いはしません。基本的には、登園後一回、午後一、二回くらい行います。保護者には、休日の夕刻に散歩的な運動を勧めます。夕刻の歩行は、就寝の促進につながるからです。

発達障害を有する子どもは、エネルギーの消耗度が低いことから、昼寝を必要としないことが多いのです。また、日頃の運動不足や生活リズムの不調整が昼寝を困難にしている場合もあります。昼寝が困難な子どもに対しては、保育園の場合、健常児が昼寝している間に身体運動を伴う活動を行い、夜間に十分な睡眠がとれるようにします。このような場合には、保護者とも十分に話し合い、早寝についての協力を求めます。夜間に十分な睡眠をとるようになった子どもは、午前中、身体的な状態が良好なので、ワーカーとの関係もとりやすくなります。すると、活動への参加も促進され、その結果、昼食（給食）や昼寝への適応も期待できるようになります。

睡眠について

発達障害を有する子どもの睡眠の問題は、専門家によっても様々な研究がなされていますが、臨床研究では、彼らの睡眠の浅さの問題は、基本的には慢性的な運動不足、栄養の偏り、就寝への自覚の欠如に起因しているとみられています。子どもが家庭で、夜中に目を覚まして朝まで起きているなどの例は珍しくありません。

毎日の活動で運動不足を解消し、生活リズムを整えていくと、熟睡を伴う睡眠がとれます。とくに運動不足をもたらす主な原因としてあげられるものは、子ども自身がほかの子どもと関わったり、身体を使って何かをするという自発的な運動行動をする意識の弱さ、欠如があることです。また、筋肉神経を目的をもって使うこと（身体運動）が不足するために、短い睡眠時間ですむことになります。その結果、夜中に目を覚ましたら、そのまま朝方まで起きており、昼間は心身ともに不安定な状態におかれることが少なくありません。

栄養学的な視点からとらえると、野菜類などのアルカリ食品の摂取不足は、身体の酸性化、体液や血液の酸性化などを引き起こし、睡眠効果を低下させます。つまり、運動不足と栄養学的な問題を解決することが、子どもによい睡眠をもたらすのです。

障害の有無にかかわらず、睡眠を妨げる問題の一つとして指摘されるのは、テレビ、ビデオ、ゲーム機などによる視聴覚への過剰刺激による影響です。とくにテレビなどの電子機器はブラウン管から発する閃光刺激が視神経を疲労させ、眠りを浅くさせることが知られています。視覚、聴覚に対する同時的なテレビなどの刺激は、疲労度を高めるのが早く、およそ十五～三十分くらいで全身疲労をもたらすことが知られています。

早寝早起きは、子どもの生活リズムの特色といわれていますが、現実には、夜更し、朝寝坊が現代っ子の実態です。しかし、早寝早起きは心身の健康と生活リズムづくりに欠かすことができません。早寝早起きは、昼間の生活状態と密接に関わりがあっているだけに、保育園での生活における心身のリズムづくりが大変重要となります。

子どもが毎朝、身体的にも情緒的にも良好な状態で、六時から七時ごろまでに自発的に起床することが望ましいのですが、そのためには、前日、夕刻の散歩などの身体運動と夕食前の入浴が必要であり、それらは運動効果と睡眠効果につながります。また、夜食をさせない、テレビは就寝の一時間前には消す、神経疲労や興奮をさせないなどの配慮が必要です。

①就寝の留意点

夕食後、少なくとも四十〜六十分間は、子どもを横にしたり、就寝させたりしないないようにします。望ましいのは、七時半に食事が終わった場合には八時半ごろに就寝というように、一時間ほど間をおくことです。

就寝のさいは、まず両足を前に出させてから座らせ、ゆっくりと背を降ろして寝かせるようにします。初めから横にして寝かせると、血液の循環が促進され、血糖値が上がり、寝しな（就寝後約四十分）にけいれん発作を起こす場合があります。とくに、けいれん発作を起こし医学的管理を受けている場合には、就寝後約四十分くらい、子どもの様子を観察することが必要です。発熱がある場合には、就寝後けいれんを起こす場合が少なくないので、十分な観察が必要です。

②起床時の留意点

けいれん発作を起こしやすい年少の発達障害を有する子どもは、起床時に子どもが自発的に起きてきた場合にはやむをえませんが、大人が子どもを起こす場合には、寝具から急激に立たせたりしないことです。起こす前に胸や背中などを軽く上部から下部へとさすって、徐々に起こすことが必要です（熟睡した場合には急激に起きてもけいれん発作が起きることは少ないのですが、心身の状態が不安定な場合にはけいれん発作が起きやすいので注意が必要です）。

発達障害を有する子どものなかには起床時に喘息などの過敏性体質反応を起こす子どもも少なくありません。これはベッドの中と外の温度差が原因で咳などの過敏性反応を示し、極端な場合は咳込んでけいれん発作を誘発することがあります。このような子どもの場合の起床には、起床時に全身をさすってあげ（とくに上半身）、体温調整が可能になるよう援助するよう心掛けてください。

入浴について

食欲増進のためにも、夕食後の入浴で急激に胃に刺激を与えないためにも、入浴は夕食の三十分前に終わることが望まれます。入浴は長湯を避け、シャワーを浴びる程度に留め、入浴後、全身をマッサージするように軽くさすってあげます。

夕食の三十分前に入浴を終えるのは、入浴後の上昇した体温を平温に戻し、食品摂取（夕食）に備えるためです。

入浴中、目をパチパチしたり、何となく眠ったような感じで頭を前に落とすような状態が見られたときは、けいれん発作が起こっている場合が多いので、ただちにお風呂から上げます。湯けむりのなかでもけいれん発作を起こすことがあるので注意します。

夕食後の入浴は、食物というエネルギーが体内に入っているところへ、湯による身体への加熱がけいれん発作を誘発させやすいこともあり、好ましくありません。また、夕食前入浴は、身体運動効果もあり、新陳代謝を良くし、食欲増進につながります。夕食後に就寝へと直接導入できるので、入浴は夕食前が望ましいといえます。

排泄について

発達障害を有する子どもの基本的生活習慣形成のなかで最も問題となるのが排泄の問題です。一般的に子どもの排泄の自立は、始末ができる能力を含めて満五歳です。排尿の自立は平均三歳、また排便の自立は平均四歳半です。ここでいう排泄の自立とは、尿意便意を感じ、特定の場所（トイレット）で排泄し、自分で始末ができるという一連の自立行動を意味しています。

排泄の自立に関しては、二つのことを理解しておく必要があります。

①排泄の自立には神経系の成熟が必要であること。歩行が自立し、歩行能力が確立するにしたがって、膀胱、肛門などに関わっている神経群の働きが成熟しますが、これがなければ、排泄のメカニズムが作動しません。

②排泄の自立にはトイレットトレーニングという教育的しつけが必要であり、しつけによ

って①の機能が成熟してきます。

前記の①と②を念頭において、子どもに関わっている特定の人が、ほぼ特定の時間に（時をみはからって）子どもをトイレに連れて行き、排泄行為を促すという原則が必要です。

発達障害を有する子どもの多くは、歩行などの自立が確立されていても、排泄のしつけを受ける意識の弱さがあり、排泄行為への動機づけが大変むずかしいのです。それだけに、子ども一人ひとりの、睡眠リズム、熟睡の状態、食事の時間的な間隔、運動量などの状態を踏まえて、その子どもの排泄に望ましい時間帯を設定して、排泄が可能かどうかをみるのも一つの方法です。つまり、子どもの状態を十分観察してトイレに連れて行くなどして、その子どもの排泄リズムを整えることも必要です。

しかし、発達障害を有する子どもの場合には、発達レベル、健康の状態、そのほかの生活状態によってかなりの個人差があるので、排泄の自立を促すことに関心をおくよりも、むしろ全面介助、半介助による援助も必要です。

発達障害を有する子どもは、強い便秘傾向をもつことが少なくありません。

その第一の理由としてあげられるのは、過度の緊張が日常的にあることです。これらの緊張は、子どもに対する様々な訓練や厳しいしつけなどからもたらされることも少なくありません。これは一種の子どもの生体防衛反応と見ることができます。

第二の理由は、排泄に有効な野菜などの食品摂取の不足があげられます。また、寝不足などの心身の疲労に由来するものも少なくありません。さらに、第一の理由と関連しますが、環境が変わった場合の便秘もよく見られます（一般人にも多い）。

便秘などを含め排泄機能の不全は、子どもの身体によい影響を与えるものではありません。それゆえに、ゆったりとした子どもとの接触、無理のない、強制しないトイレットトレーニングを行うことが必要です。

発達障害を有する子どもは、障害の程度が重いほど対人関係がとりにくい傾向にあります。彼らはことばを理解することが困難です。これらの子どもに接する場合には、〝ことばによるコミュニケーション〟が困難であることが多いので、ことばかけは必要最小限にして、ゆったりとくつろいだ気持ちで子どもを包み込むようにし、手と手の関係を維持しながら一緒に行動する態度が大切です。子どもと生活行動をわかち合う努力をすることによって、子どもとの情緒的な結びつきをつくりあげることが何より必要です。そのことによって、子どもは心身のリズムづくりへと努力するようになります。

［資料1］発達障害の診断基準

自閉症

世界保健機構（WHO）による診断基準

①聴覚刺激に対する異常な反応

②ことばに関する障害

③社会的（人間）関係の障害

④儀式ばった行動（遊具の使い方の常同性、日常の手順に対するこだわり、執着）

⑤知的発達の重度の遅れから正常、あるいはそれ以上の範囲。ただし知的能力については知的能力を構成する判断力、推理力、応用力、思考力、理解力については欠如していると言っていいほど著しく弱いことが共通している。

＊私の臨床研究では、⑤の知的能力については、特定の事物、事象についての固執的記憶に優れているようにみられます。しかし、論理的思考、理解・判断・推理力・応用力については極めて弱いか、欠けています。またほかの人との情緒・感情の交流の欠如・不全などの社会性に著しく欠けます。

英国・小児精神病研究班による診断基準
①人との情緒的なつながりに大きな障害
②自己同一性への意識の著しい障害
③特定の対象やその特性への病的な固執・執着
④環境の変化に対する抵抗
⑤器質的な異常なしの異常な知覚体験
⑥理屈に合わない不安、こわがり
⑦著しいことばの発達障害
⑧一様でない運動発達、運動行動のぎこちなさ
⑨知的発達の重篤な遅れがあっても、正常ないし、それ以上の知的機能の能力の片りんがみられる。ただし知的能力が見られても知的能力の基本を成す思考力、理解力、判断力、応用力等については共通して弱い。また社会適応力についても著しく弱い。

小児自閉症は一九四三年に米国のL・カナー(L. Kanner)教授が発表して以後、その概念については様々な見解が示されていますが、次のような一般的理解があります。
①出生からほとんど例外なく三〇か月以内に発症がみられている。
②聴覚および視覚的な刺激に対する反応が異常で、話されたことばの理解に重い障害がみら

れる。
③ことばの表出は遅れるか、発達しても反響言語（エコラリア）、代名詞の反転、文法的規制の未熟さ、抽象的なことばの使用を妨げられるなどの特徴を持つ。全般的に言語および身振りによる言語を社会的に用いることに障害を示す。
④社会的関係での問題は、五歳以前に最も重く、まなざしを合わせること、社会的接触、協同遊びの障害がみられる。儀式的な振る舞いが一般にみられ、異常なきまり、変化への抵抗、妙な物への固執、遊びの常同的パターンもみられる。
⑤抽象的・象徴的思考や、想像的遊びの能力は低い。知的能力は重い遅滞から正常、あるいは平常以上まで幅があり、象徴的または言語能力を要する課題より、単純な記憶や現覚・空間的能力を要する課題のほうに対処することもある。
自閉症診断の三つの要件として次があげられます。
（1）①～③の症候が二歳以前に認められること、しゃべられないことやオウム返しなどの言語障害があること。
（2）常同的行動や同一性保持など、強度のパターン化したこだわりの行動があること。
（3）その子の態度や行動が、周囲の人々や状況から遊離し、孤立していることがあること。

小児脳性麻痺

脳性麻痺に関するアメリカアカデミーの定義（北米、中米、南米は同じような定義が一般的）

主として分娩辺期及び分娩時における諸種の原因により惹起される脳の障害に続発した中枢性の運動機能障害を主徴とする疾患

リットルクラブメモランダムの定義（一九五九）」（英国およびヨーロッパ圏で一般的）

人生の初期に、大脳の非進行性病変によって生じる永続的な、しかし変化しうる運動および体位の異常である。乳児型の運動支配の存続 ── たとえば精神遅滞にみられるような ── は、脳性麻痺とみなされない

国際障害者リハビリテーション協会の中に常設された脳性麻痺委員会の定義

脳の成長・発達が完成する以前に脳にもたらされた損傷による、永続的な、しかし変化することもありうる姿勢および運動の異常であって、その他の多くの障害を合併することもありうる

文部科学省脳侵襲研究班の定義（一九六五）（文部科学省関係者や心身障害児担当教員が用る）

発育期に種々の原因によって生じた非進行性運動障害をいう

厚生労働省脳性麻痺研究班の定義（一九六八）

受胎から生後四週以内の新生児までの間に生じた、脳の非進行性病変に基づく、永続的な、しかし変化しうる運動および姿勢の異常である。その症状は満二歳までに発現する。進行性疾患や一過性運動障害、または将来正常化するであろうと思われる運動発達遅延は除外する

以上脳性麻痺に関する定義を紹介しましたが、日本における脳性麻痺にかかわる臨床家は次の三点に留意して診断する場合が一般的になっています。

①発達途上の脳が障害される。それも受胎から生後四週までに脳に何らかの原因で障害を受けたこと。

②非進行性であること。脳性麻痺というのは、その症状が非進行性であることが大切なことなのです。

③一過性でないこと。脳炎に罹患した場合、運動障害を呈することがありますが、その症状は経過とともに消失するのが特徴です。このように、一過性に運動障害がみられた場合には脳性麻痺とは言いません。

精神遅滞症候群

多動的な行動や注意散漫もなく、ゆっくりと対応すればコミュニケーションもそれなりにとれ、簡単で日常的に用いられる話しことばも話せます。しかし、言語に関しては、全般的にみて理解力は弱いと言えます。運動機能については、介助を伴えば発展が見られます。一般的に遅れや遅滞というのは、子どもがその暦年齢に相当する発達を示していない状態を意味し、慣習的には〝遅れ〟や〝精神遅滞〟は身体的・知的能力の発達の遅れを意味しています。身体成長の障害は「発育障害」、情緒の発達の遅れは「未熟」と呼びます。

世界保健機構（ＷＨＯ）の国際疾病分類

精神の発達停止または発達不全の状態、例えば、認知、言語、運動、そして社会的な能力の水準全体にかかわる技能の発達期の障害が特徴です。

①軽度精神遅滞：ＩＱ50～69（九歳以上から十二歳未満までの精神年齢）
②中等度精神遅滞：ＩＱ35～49（六歳以上から九歳未満までの精神年齢）
③重度精神遅滞：ＩＱ20～34（三歳以上から六歳未満までの精神年齢）
④最重度精神遅滞：ＩＱ20未満（三歳以下の精神年齢）
⑤特定不能の精神遅滞

⑥その他の精神遅滞

米国精神医学会の精神障害の分類と診断の手引き

精神遅滞は「幼児期、小児期、または青年期に発症する障害」である発達障害に分類されています。精神遅滞とは、

①明らかに平均以下の全般的知的機能：個別施行による知能検査で70以下のＩＱ（幼児）において、現存の知能検査では数値が得られないので、明らかに平均以下の知的機能であるという臨床的判断が必要です。

②適応機能の欠陥または不全が同時に存在、すなわち、社会的適応と責任、意思伝達、日々の生活機能、個人的独立、自給自足の面でその者が属する文化圏、その年令に対し期待される基準を満たさない。

③十八歳未満に発症

米国精神遅滞協会の定義

精神年齢は三つの要素で定義しており、その内容については従来とは大きく異なります。

①知的機能が明かに平均的以下で、通常よく用いられる個別知能検査の内の一つ以上で知能指数が70ないし75以下が条件ですが、その限界の判断は診断する者の臨床的判断を優先し

ています。

②以下の重度な適応技術領域の二つ以上の領域で、制限が同時に存在します。すなわち、コミュニケーション、身辺処理、家庭生活、社会的適応、コミュニティの利用、自己志向性、健康と安全、実用的学業、レジャーおよび仕事、従来の適応行動における障害の表現を改め、その人の生活の場において、例えば家庭、学校、職場などのコミュニティで制限があり、何らかの支援が必要であることを明確にしなければなりません。

③精神遅滞は十八歳までに発症します。この定義での特徴は精神遅滞の程度を表す軽度、中等度、重度、最重度を使用せず、代わりに支援の必要の程度の水準を採用していることです。こうした支援をとおして、その人が持つ能力を十分に発揮でき、その人の属するコミュニティで生活できるとみています。

アスペルガー症候群

アスペルガー症候群という診断名は、二十数年前に専門家と称する人が学会で発表したことが契機になって、名称だけが一人歩きして広まった感じがします。

アスペルガー症候群とは、オーストリアのウイーン大学のアスペルガー（Aspergar）教授により、一九四六年に報告された自閉性とあらゆる点で酷似している小児精神障害の子どもたちを意味しています。これらの子どもは、知的能力は障害されていませんが、社会性の発達の偏り、脅迫的な固執性および興味の狭窄化を中心とする一種の人格障害であり、発達障害の概念の中には入れられてきませんでした。

アスペルガー症候群の発症は、自閉症の発症が生後三十か月ごろまでであるのに対して、平均的には八歳以降であり、五歳ごろまでは正常な発達を示しています。

［資料2］発達障害の諸症状

乳幼児期の発達障害症状

□産声の欠如、弱さ
□哺乳力の欠如、弱さ、ほとんど吸う力がない
□吐乳があった
□泣かない、ほとんど泣かない（とくに、空腹になっても泣かない）
□泣かずに寝てばかりいる（傾眠傾向）
□ほほ笑みの欠如、ほとんどほほ笑まない（生後四～八週すぎてもほほ笑まない）
□あやしても反応がない
□身体を動かすことがほとんどない（とくに、おむつ替えの際に下脚をほとんど動かさない）
□人の顔、目を見つめることがない
□人の手に触れることがない、触れようとしても触れさせない
□喃語の発声が見られない（生後四か月～）

□生後九か月を経ても人見知りがない
□抱っこしても抱きついてこない、バランスをかけない
□生後四か月を経ても声を出して笑わない
□おつむテンテンなどの身ぶりのまねをしない
□生後十か月を経ても声かけに反応しない
□呼んでもふり向かない
□おもちゃを与えてもすぐに離してしまう
□生後八か月を経てもお座りができない
□生後十五か月を経てもほとんど歩くことができない
□生後二十四か月を経てもバランス歩行ができない（歩けてもべた足歩行）
□生後三十か月を経ても意味のある話しことば（二語文以上）がほとんど出ない

運動発達面の障害

□歩行の自立開始時期の遅れ（平均自立期は生後十二—十四か月）。歩くようになっても、歩き方がぎこちない、転びやすい、つまずきやすい。あるいは、歩行開始じたいが生後十六か月以降、歩行が可能となってもベタ足歩行が一般的で、生後十八か月以降になっても、下肢でバランス、リズムをとりながらの歩行が困難

□歩行ができるようになっても、いくつになっても身体が前かがみで、ベタ足歩行になりやすい
□二歳半以降になっても、両脚を揃えてバランス・リズムがとれない
□両手を支えて床上でジャンプを試みても、両脚のひざがほとんど屈折しない
□三歳半以降になっても、両脚を揃え、リズムを掛けて飛ぶことができない
□三歳以降になっても、咀嚼力が弱い。あるいは咀嚼力の欠如が見られる
□五歳以降になっても、両手による調整力がほとんど育っていない（スプーンやはしを握ってしか持てず、使うことができない）

言語発達面の障害

□二歳半ごろまで意味のある話しことばの発達が、ほとんどみられない
□二歳半ごろまでにことばの発声が見られても、テレビのコマーシャルの音声にかたよっている。コマーシャルの音声はことばではない
□二歳以降になってことばの発声らしきものが見られても、人の目を見て発声することがない
□三歳をすぎても、二語文以上の発声はほとんどない
□話しことばには必ず伴う身振り、手振り、表情がほとんど見られない

□三歳以降になっても身振り、手振り、表情を伴う話しことばによる、人とのコミュニケーションを自発的にとることがほとんどできない

□話しことばの発達に拡がりが少ない。またはほとんどない

□五歳になっても「何?」「だれ?」「どこ?」「どうして?」「いつ」「どっち」などの疑問代名詞や、「~と~」「そして」などの接続詞を用いることがない

多動の症状

□じっとしていることなく、目的もなく動く

□注意力散漫である

□興奮しやすい

□自己抑制がきかない(がまんしたり、待ったりすることができない)

□物事にほとんど集中できない

□危険や痛みに無頓着。たとえば転んで血を出しても、痛みを訴えない

□ほめても注意しても、それに対してほとんど反応しない

□破壊的な行動や、攻撃的なかんしゃくをしばしば起こす

□新しい環境(事物も含む)にほとんどなじまない

□よく転び、モノにぶつかる頻度が高く、事故に遭いやすい傾向をもつ(事故傾性)

□不器用で、身体運動（バランス、リズムなど）の調整の弱さが見られる
□ことばの理解力が弱く、明らかにことばの発達に遅れがある
□順序と関連づけによって成り立つ活動ができない（「みたて遊び」など）
□社会的なかかわりに乏しい（人、モノへの認識に欠ける。ほかの子どもとの交流がほとんどできない）
□睡眠が不安定（寝つきが悪い、睡眠が浅いなど）
□食事、着脱衣、就寝などの生活行動を自発的にとることができない
□突発的に動き出すので、周囲の人間は目を離せない

自閉症の症状

□母親を求めない
□母親を含め、人と目が合わない、合わさない、目をそらす
□抱かれることに応じない
□母親に対して無関心で、要求がない
□ほほ笑み、声たて、ことばの発声の遅れが見られる
□社会的ゲーム（イナイ、イナイバーなど）に対して反応がない
□皮膚刺激に対して低反応

□人に接触しない、人からの接触を拒む
□おもちゃを与えても、配列することだけにかぎられている
□あそび（みたてあそび、ごっこあそび）ができない
□ことばがない、または限定されたことばしか使わない
□オウム返しをする、代名詞の使い方が反対である
□言語または非言語的コミュニケーションが欠如している
□ことばのリズム、音声の調子、抑揚がほとんどとれない
□運動発達が遅れている、または一様でない
□テレビなどが発する特定のコマーシャルや特定の番組（ニュース、気象番組など）に著しく固執する
□泣いて訴えるようなことがほとんどない
□おとなしく、手がかからない

参考文献

E. B. Hurlock "Child Development" McGraw-Hill Book Co. 1964

A. M. DesLauriers, C, F. Carlson "Your Child is Asleep-Early Infantile Autism" . 1969

D. W. Smith, R. E. Marshall "Introduction to Clinical Pediatrics" W. B. Saunders. 1972

Joint Commission on Accreditation of Hospital Accreditation Council for Services for Mentally Retarded and other Developmentally Disabled Persons : "Standards for Services for Developmentally Disabled Individuals". 1978

Rutter, E. Schopler "Autism -A Reappraisal of Concept and Treatment, Plenum Press. 1979

M. L. Batshaw, Y. M. Perret "Children with Handicaps-A Medical Primer" Paul H. Brookes Publishing. 1981

Eugene E. Bleck, D. A. Nagel "Physically Handicapped Children. Grune & Stratton N. Y. 1981

R. S. Illingworth "The Development of the Infant and Young Child" -Normal and Abnormal- Church Hill Living Kstone. 1983

諏訪城三『小児の成長障害』永井書店、１９７６

津山直一・鈴木良平・穐山富次郎他『脳性麻痺の研究Ⅰ・Ⅱ・Ⅲ』協同医書出版、１９８０（Ⅰ）、１９８１（Ⅱ）、１９８２（Ⅲ）

鴨下重彦他『新小児医学体系――小児神経学Ⅰ』中山書店、１９８１

池上晴夫『運動処方』朝倉書店、１９８２
小関康之『小児疾患ケーススタディ』医学書院、１９８３
津山直一編『脳性麻痺の研究』同文書店、１９８５
前川喜平『小児の神経疾患』永井書店、１９９５
小関康之『ふれあい子育て論――障害乳幼児保育の実践』中央法規出版、１９９７
小関康之『児童グループワーク』ミネルヴァ書房、１９９８
伊藤正男・金澤一郎他『脳神経科学』三輪書店、２００３
小関康之『発達障害・学習障害児へのヒューマンアプローチ』中央法規出版、２００４
小関康之『発達障害臨床研究――改訂増補版Ⅱ』日米発達障害研究院、２０１０

小関康之（こせき・やすゆき）
1935年生まれ。東京神学大学大学院組織神学専攻修士課程修了後、福岡県立社会保育短期大学（現・福岡県立大学）教授、久留米大学医学部（小児科）講師（兼任）、武庫川女子大学教授、カリフォルニア大学（UCLA）精神神経学研究所（NPI）客員教授、九州保健福祉大学・大学院教授などを経て、現在、日米発達障害研究院院長。子どもたち一人ひとりに合う丁寧な発達援助を実践している。著書に『児童グループワーク』(ミネルヴァ書房)、『乳幼児の発達としつけ』『発達障害・学習障害へのヒューマンアプローチ』（中央法規出版）など多数、訳書に『いいことから始めよう』（新潮社）がある。

日米発達障害研究院　福岡県太宰府市国分5丁目12-11
http://jaridd.web.fc2.com/
Tel & Fax092-929-2351

発達障害《はったつしょうがい》の子《こ》どもの明日《あす》を拓《ひら》く
発達援助法《はったつえんじょほう》の提言《ていげん》と実践《じっせん》

■

2012年6月20日　第1刷発行

■

著　者　小関康之

発行者　西　俊明

発行所　有限会社海鳥社

〒810-0072　福岡市中央区長浜3丁目1番16号

電話092(771)0132　FAX092(771)2546

印刷・製本　大村印刷株式会社

ISBN 978-4-87415-852-4

http://www.kaichosha-f.co.jp

［定価は表紙カバーに表示］